同步四肢血压和脉搏波速度测量的临床应用

主　编　蒋雄京

副主编　李　燕　邹玉宝　董　徽　吴寿岭

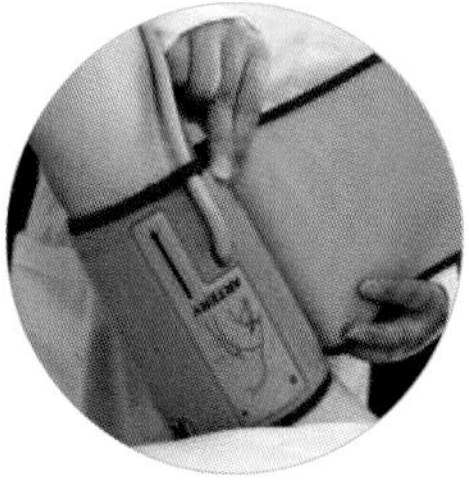
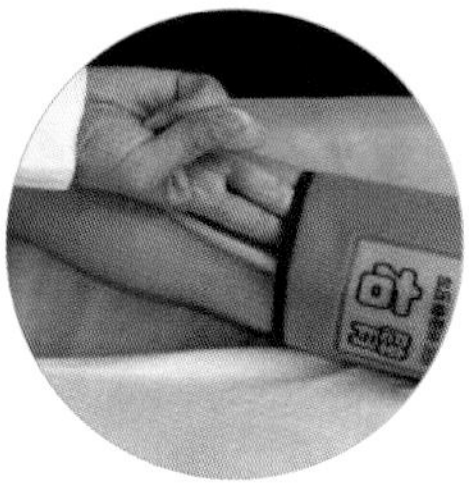
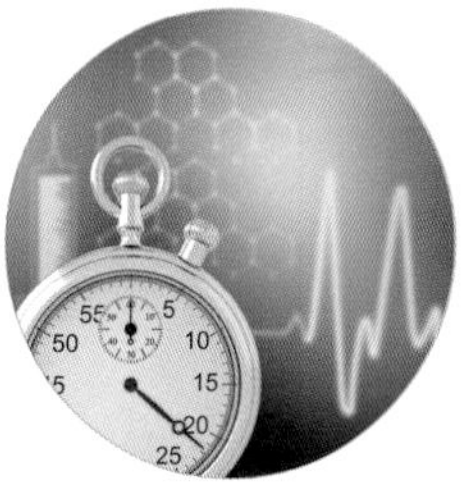

人民卫生出版社

·北　京·

图书在版编目（CIP）数据

同步四肢血压和脉搏波速度测量的临床应用 / 蒋雄京主编．—北京：人民卫生出版社，2021.10

ISBN 978-7-117-32180-8

Ⅰ. ①同… Ⅱ. ①蒋… Ⅲ. ①心脏血管疾病－诊疗 Ⅳ. ①R54

中国版本图书馆 CIP 数据核字（2021）第 202758 号

同步四肢血压和脉搏波速度测量的临床应用
Tongbu Sizhi Xueya he Maibobo Sudu Celiang de Linchuang Yingyong

主　　编：蒋雄京
出版发行：人民卫生出版社（中继线 010-59780011）
地　　址：北京市朝阳区潘家园南里 19 号
邮　　编：100021
E - mail：pmph @ pmph.com
购书热线：010-59787592　010-59787584　010-65264830
印　　刷：廊坊一二〇六印刷厂
经　　销：新华书店
开　　本：787 × 1092　1/16　　印张：10
字　　数：195 千字
版　　次：2021 年 10 月第 1 版
印　　次：2021 年 10 月第 1 次印刷
标准书号：ISBN 978-7-117-32180-8
定　　价：118.00 元

编委

（按姓氏笔画排序）

田红燕　西安交通大学第一附属医院

冯颖青　广东省人民医院

李　萍　南昌大学第二附属医院

李　燕　上海交通大学医学院附属瑞金医院

吴寿岭　开滦员工健康保障中心

余　静　兰州大学第二医院

邹玉宝　中国医学科学院阜外医院

张　英　大连医科大学附属第一医院

罗建方　广东省人民医院

季春鹏　开滦员工健康保障中心

金光临　中国医学科学院阜外医院深圳医院

宫海滨　徐州市心血管病研究所

骆秉铨　徐州市心血管病研究所

袁如玉　天津医科大学第二医院

贾　楠　青岛市市立医院

郭芊卉　上海交通大学医学院附属瑞金医院

唐礼江　浙江医院

陶　军　中山医科大学附属第一医院

董　徽　中国医学科学院阜外医院

董一飞　南昌大学第二附属医院

蒋雄京　中国医学科学院阜外医院

程　康　西安市人民医院

病例收集和撰写人员

（按姓氏笔画排序）

马文韬　中国医学科学院阜外医院
车武强　中日友好医院
邓　宇　中国医学科学院阜外医院
叶　涛　厦门大学附属心血管病医院
华倚虹　中国医学科学院阜外医院
刘新文　浙江医院
李弘武　中国医学科学院阜外医院
何际宁　中国医学科学院阜外医院
邹玉宝　中国医学科学院阜外医院
陈　阳　中国医学科学院阜外医院
钱海燕　中国医学科学院阜外医院
董　徽　中国医学科学院阜外医院
蒋雄京　中国医学科学院阜外医院

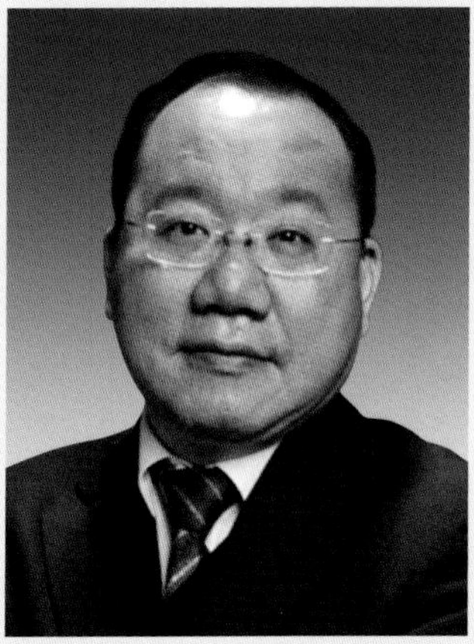

蒋雄京　中国医学科学院阜外医院心血管内科主任医师，血管病中心副主任。1993 年开始从事周围血管病和难治性高血压的临床及科研工作，至今已主刀完成周围血管介入治疗（主动脉、颈动脉、椎动脉、肾动脉、四肢动脉及肾上腺动脉等）1 万余例，围手术期手术相关的并发症<1.5%，死亡率<0.15%，疗效达到国际先进水平，成为国际上实施同类手术最有经验的专家之一。拥有专利 8 项，发表 SCI 论文 82 篇和中文核心期刊论文 217 篇。主编著作 2 部，参编著作 26 部。

学术兼职：中国高血压联盟常务理事、副秘书长，中国医疗保健国际交流促进会难治性高血压与周围动脉病分会主任委员；亚太介入心脏学会周围血管病组常务委员，美国高血压学会会员，国际高血压学会会员，国际血管内介入治疗专家学会专家；北京医师协会心血管病分会常务理事，北京健康促进会难治性高血压与周围动脉病专业委员会主任委员；《中华高血压杂志》《心脑血管病防治》杂志常务编委，《中华医学杂志（中 / 英文版）》通讯编委，《中国循环杂志》《诊断学理论与实践》杂志、*Pulse*、*Asia Intervention*、*Chronic Diseases and Translational Medicine* 编委。

序

近 20 年来，随着无创血压测量技术的飞速发展，使用示波法同步测量四肢血压和臂踝脉搏波传导速度变得方便、快捷，通过获得四肢动脉的血压值和压力波形，可计算踝臂指数、臂间血压差异、踝间血压差异、波形特征和臂踝脉搏波传导速度等，成为诊断外周动脉疾病和预测心血管风险的重要工具，是传统袖带肱动脉血压测量的重要补充和应用扩展，其作用是间接反映周围动脉的功能和结构，就如体表心电图反映心脏的电活动一样。

随着这种测量在心血管临床上应用的逐步普及，应用不规范和测量结果解释得不合理等问题频繁出现，临床上迫切需要专业著作指导其规范应用和合理解读其测量结果，更好地为临床服务。但长期以来，系统阐述这种技术临床应用的专著在我国尚未见到，大家翘首以盼。本书写作人员长期从事这方面研究和检测工作，有丰富的理论知识和实践经验，熟悉这种测量各个环节可能遇到的具体问题。该专著针对性和实用性均很强，并收集了丰富的临床病例图谱，配以相应的血管影像，对如何分析同步测量四肢血压、臂踝脉搏波传导速度数据和波形进行了深入讲解，图文并茂，简洁易懂，可为临床应用这一技术提供专业指导。我很乐意为本书作序。

中国医学科学院阜外医院　刘力生

2021 年 3 月 8 日于北京

前言

外周动脉一般定义为冠状动脉和颅内动脉以外的动脉，是循环系统的重要组成部分。但长期以来，在心血管领域临床上往往重视心脑血管，忽视外周血管。随着我国人口老龄化的来临，外周动脉病的患病率也如冠心病一样不断上升，估计全身外周动脉的患病率为冠心病的4倍。外周动脉病的主要病因是动脉粥样硬化，往往是全身动脉粥样硬化的临床表现，与冠状动脉粥样硬化性心脏病密切相关，冠心病合并外周动脉病很常见。外周动脉病患者截肢和心血管事件的风险明显增加，生活质量下降，成为老年人死亡和致残的最重要原因之一。事实上，冠脉与非冠脉循环相互依赖，两者同受动脉粥样硬化性疾病进程影响，普遍共存并且可相互影响引起致残或致命症状，往往需要类似的治疗方法。因此，心血管医师应该认识到心血管健康已不仅局限于冠状动脉，外周动脉也一样重要。没有通畅、健康的外周动脉，就没有完美的心血管健康。近几十年来，外周动脉的结构与功能评估越来越受到重视，成为心血管健康评估的重要部分，也是监测一些心血管病疗效的便捷方法。

同步四肢血压和脉搏波速度测量是反映外周动脉结构与功能的便捷方法，已在心血管内科逐步推广与应用。我们在长期的使用过程中积累了丰富的经验和大量有教育意义的病例图谱，可供大家借鉴。同时我们也注意到，多数医护人员只看仪器打印的检测报告，不了解测量的质控、数值的含义，不会识别报告中存在的错误，可能造成误诊、漏诊，甚至误解和医疗纠纷。因此，我们非常希望就如何认识和解决这些问题撰写一本专著，供从事这方面工作的医技人员参考与使用。经过编委近两年的充分准备，反复修改充实，终于成书。我们深信，读通、用好本书，对做好心血管临床工作会大有帮助。

中国医学科学院阜外医院　蒋雄京

2021年3月30日于北京

目录

第一章　同步四肢血压和脉搏波传导速度测量的原理 1
第一节　示波法血压测量原理和波形分析 2
第二节　臂踝脉搏波传导速度测量原理 7
第二章　同步四肢血压和臂踝脉搏波传导速度测量的临床应用 11
第三章　臂间血压差异的判读及临床意义 23
第四章　动脉硬化与靶器官损害 31
第五章　大动脉僵硬对心功能的影响 47
第六章　无创血管弹性功能检测的合理应用 57
第七章　如何判读示波法四肢血压测量检测报告 63
第八章　同步四肢血压和脉搏波传导速度测量仪应用介绍 75
第九章　同步四肢血压和脉搏波传导速度测量临床病例图谱 81
第一节　心脏疾病 82
第二节　主动脉疾病 97
第三节　上肢动脉狭窄 105
第四节　下肢动脉狭窄 125
第五节　主动脉和四肢动脉混合多发狭窄 134
第六节　老年单纯收缩期高血压与踝动脉难压缩 142
第七节　青少年假性高血压 143
附　录　常用名称中英文对照 147

第一章

同步四肢血压和脉搏波传导速度测量的原理

第一节 示波法血压测量原理和波形分析

一、血压测量发展概述

血压的测量分为直接测压和间接测压两种。直接测压是通过有创方法将导管前端直接放置在所需测量部位的血管内，其尾端与测压装置相连接，所获得的压力值即为所测血管内的压力。早在 1733 年 Stephen Hales 首先将尾端连接有金属管的玻璃管直接插入马的颈动脉内，测量马颈动脉的血压。随着压力换能传感器的出现、电压力计测量法以及生理记录仪的应用，同时加之外周血管插管技术的不断改进，特别是以 Seldinger 经皮穿刺插管法取代血管切开术后，目前直接测压在心导管检查、介入诊疗、手术麻醉和危重患者的监测中发挥着重要作用。此法测压具有直接、实时、准确的特点，是血压测量的"金标准"，但这种方法测压需要穿刺或切开血管，故又称为侵入性测压，有一定创伤性。间接测压，即无创性血压测量，已经经历了 100 多年的历史，是临床诊疗过程中最常用、最普通的检查方法。1876 年 Marey 提出了恒定容积法的技术原型（indirect un-loading technique）。1896 年 von Recklinghausen 首先发明了在现今无创血压测量中广泛使用的示波法血压测量技术。1905 年俄国医师 Korokoff 发明了柯氏音听诊法血压测量技术，使其成为临床上无创血压测量的"金标准"，无创血压测量从此在临床上得到广泛应用。

柯氏音听诊法血压测量方法及原理：测量血压时把袖带气囊包绕固定于上臂，把听诊器轻放在袖带下缘肱动脉上。正常情况下，此时听诊器听不到血流声音。给袖带气囊打气以提高袖带气压，当袖带气压高于收缩压时，肱动脉被压闭，血流被阻断，此时远端动脉搏动随之消失，听诊器听不到血流声音。然后让袖带气囊缓慢放气，袖带压开始下降。当袖带气囊气压下降到刚低于收缩压时，血流就能冲过压闭的肱动脉，由于每搏收缩压下降快于袖带气囊气压下降，当袖带气囊气压在收缩压与舒张压之间时，肱动脉血流随脉搏被反复关闭与开放，随脉搏发出喷射性杂音，直到气囊气压低于舒张压时，肱动脉畅通无阻，血流杂音消失。在血流冲开压闭血管时，血管壁振动发出声音，因而可以用听诊器听到人工压迫造成的血流杂音，即所谓的柯氏音。利用袖带血压计测量动脉压时，在气囊的缓慢放气过程中，可以根据柯氏音来判断收缩压和舒张压。一般将柯氏音第 1 相的出现作为收缩压，第 4 相或第 5 相（柯氏音消失）作为舒张压。这种传统无创血压测量方法简单、实用，符合物理学原理，但必须听诊，对柯氏音时相的判断也受听诊者听力和主观因素影响，而且得到的血压值只有收缩压和舒张压，且非同一心动周期的值。随着对血流动力学研究的深入，出现了不需听诊、无创测量每搏血压连续变化的示波法血压测量技术。

二、示波法血压测量原理

心脏周期性收缩和舒张，使动脉内压力也呈周期性变化。血压测量时袖带气囊中压力逐渐变化，使被测量动脉搏动的幅度呈现震荡变化。示波法（oscillometry）测压就是基于这样一个振荡规律，描记压力振荡波，结合袖带压测量，利用特定算法，估算人体动脉收缩压与舒张压。

测压时先向袖带气囊内充气，达到最大充气压后，以恒速缓慢放气。气囊内的静压与叠加的动脉搏动波由压力传感器接收，压力传感器将压力的高低转换成电压的大小，经过电子线路放大和滤波后，即检测到气囊内静压与动脉搏动幅度。在开始阶段，气囊内静压大于收缩压，完全被压迫的肱动脉处于完全闭塞状态，没有振荡波或仅有细小的振荡波；当袖带气囊静压小于收缩压时，动脉逐渐扩张，振荡波波幅逐渐增大；当袖带气囊静压等于平均动脉压时，动脉完全畅通，波幅达到最大值，以后波幅逐渐减小；当静压小于舒张压时，动脉充分扩张，动脉管壁刚性增强，波幅维持较低水平。基于以上原理，检测得到振荡波（或振荡波包络线）的时间（或压力）序列包含血压相关信息。放气过程中袖带气囊内的压力变化和肱动脉搏动波见图 1-1。

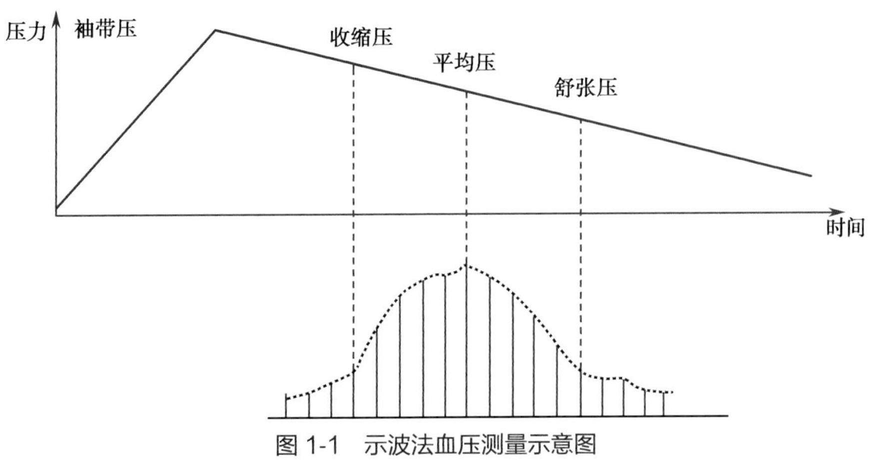

图 1-1　示波法血压测量示意图

早先的研究将脉搏波的变化规律与柯氏音的变化规律进行类比，发现肱动脉压力振荡波振幅与柯氏音强弱之间有一致的趋势关系。其原理是：①从血流动力学看，柯氏音与脉搏波都是源于动脉血液流动，即压力的周期性变化，因此两者必然有一定的联系。②脉搏波曲线的包络线的拐点（即二阶导数等于零值的点），对应于柯氏音的突破点，也就是对应于收缩压与舒张压的代表点；脉搏波的极值点即最大值，反映到柯氏音上就是对应于平均动脉压的代表点。所以，有学者指出，示波法是“柯氏音法的变型”。

图 1-1 中波形幅度最大处对应的袖带气囊压力是平均压，收缩压和舒张压不能直接测量得到，需要经过一些计算方法估算得到。目前，利用示波法原理测量血压的计算方法主要分为两大类，即幅度系数法和波形特征法。

幅度系数法又称归一法，认为血管的平均压等于袖带压时，振荡波包络线的幅度最大，将脉搏波振动信号的幅值与信号的最大幅值相比较，再进行归一化处理，通过确定收缩压和舒张压的归一化系数来识别收缩压和舒张压。一些学者经过深入研究和广泛实验，总结出一些便于定量分析的规律。Geddes 等将袖套内压强等于收缩压或舒张压时对应的脉搏波幅度，与幅度最大值之间的比例关系进行研究，发现收缩压对应的压强波幅度为最大幅度的 75%~80%。Mauro 建立了数学模型来模拟示波法测量血压，结果与 Geddes 的实验结果相近：收缩压的归一化系数为 0.46~0.64，舒张压的归一化系数为 0.43~0.73。

大多数示波法测量血压都是基于原始数据变换到包络线数据后再进行血压估计，然而这样的处理仅使用了振荡波的幅度信息，而对于振荡波中的波形信息选择性丢失。波形特征法是通过识别脉搏波在收缩压和舒张压处的波形特征来判断血压。其比较典型的判别方法有以下两种：①定性法：Corall 和 Strunin 于 1975 年提出，收缩压的判别点在脉搏波幅度出现明显增加处，舒张压判别点在脉搏波幅度出现明显减小处。定性法判别准则从脉搏波幅度的变化量入手，采用差分计算方法，求相邻脉搏波幅度的差值，认为差值最大的点为突破点。②压力振荡波包络线拐点判别法：江国泰和斋藤正男从力学原理出发，提出了一个理想化的上臂活组织力传递模型，并由此证明收缩压、舒张压与脉搏波包络线的拐点相对应。压力波包络线拐点判别法在理论上是可行的，但用此观点指导仪器设计时却会遇到很大的困难，主要是包络线拐点的不明确性。首先，包络线的确定中，由于采用算法的不同会导致拐点位置的不同。另外，由于叠加在袖套压强曲线上的脉搏波幅值非常小，并存在各种原因引入的干扰信号，这也使压力波包络线拐点的确定非常困难。

由于示波法检测到的是叠加在袖带压信号上的脉搏波信号，削弱了反映血压变化的高频成分，因而使用袖带的示波法测量技术在跟踪、反映血压的突然变化上能力不足；该方法还对患者的运动敏感，因而在测量过程中需要经常判断是否有运动信号等干扰存在，以确保测量的准确性。另外，脉搏波的振幅除了与血压有关外，还受其他因素影响，其中最重要的是动脉的僵硬度。所以，具有动脉僵硬和脉压较宽的老年患者，其平均动脉压可能明显低估。用模拟的压强波研究还显示，仪器之间有显著差异，120mmHg 的收缩压在不同仪器可记录为 110mmHg 或 125mmHg。在有些医用监护仪中，采用示波法和柯氏音法相结合的方法，以提高测量精度，实现血压的间歇性无创测量。

三、同步四肢血压测量和波形分析

通过分别绑缚于四肢的四个袖套，以及每个袖套连接的气路开关阀、高精度双侧袖带传感器和压力传感器技术，结合脉搏容积图（pulse volume recording，PVR）测量系统，先进的示波法自动测压仪可以在一个心动周期中同步检测四肢血压。通过测量的四肢血压值，我们可以计算踝臂指数（ankle-brachial index，ABI）、双臂间血压差值、双踝间血压差值等。进行 PVR 波形分析，我们可以计算平均动脉压百分比（percentage of mean artery pressure，%MAP）和脉搏波上升支时间（upstroke time，UT）等参数。

ABI 是踝部胫后动脉或足背动脉收缩压除以上臂肱动脉收缩压的比值，是诊断下肢动脉疾病准确、简便、价格低廉的无创指标。1950 年 Winsor 等首次提出 ABI 的概念，1969 年 Yao 等大力推广，ABI 在下肢动脉疾病的临床和流行病学研究中得到了广泛的应用。ABI 的计算方法多达 39 种，指南建议用足背动脉或胫后动脉中较高的血压作为分子，用较高的一侧肱动脉血压作为分母，分别计算 ABI。ABI 记录值应该精确到小数点后 2 位。另外，也有用足背动脉和胫后动脉血压的平均值，或者两者之中的较低血压作为踝部血压，用两侧肱动脉收缩压的平均值作为上臂血压来计算 ABI。使用不同的 ABI 计算方法，得出的人群中外周动脉疾病的患病率不同，ABI 与下肢功能的关联度及 ABI 的重复性也有差别。Aboyans 等对 15 种 ABI 测量方法进行比较后发现，用足背动脉和胫后动脉血压平均值除以两侧上臂血压的平均值计算出 ABI 的重复性最好。McDermott 等进行的研究发现，较低一侧的 ABI 更能反映受检者的下肢功能，与受检者的 6 分钟行走距离和 4 分钟行走速度密切相关。美国心脏协会（American Heart Association，AHA）关于 ABI 解读的声明中推荐：当 ABI 用作评估外周动脉疾病患者的诊断工具时，应分别报告两侧下肢的 ABI；当 ABI 用作心血管事件和死亡率的预后标志物时，较低一侧的 ABI 应作为心血管事件和死亡率的预后标志物。

正常情况下，人踝部血压比上臂肱动脉血压高 10~15mmHg，因此正常的 ABI 应大于 1。根据美国心脏病学会（American College of Cardiology，ACC）/AHA 指南推荐：ABI 为 1.00~1.29，提示正常；ABI 为 0.91~0.99，提示正常和异常临界范围，需要进一步检查；ABI 为 0.41~0.90，提示轻度至中度外周动脉疾病；ABI 为 0~0.40，提示重度外周动脉疾病；ABI>1.30，提示动脉不可压缩（图 1-2）。以这一界值定义，与血管造影相比，ABI 诊断下肢动脉疾病的敏感性为 95%，特异性为 100%。

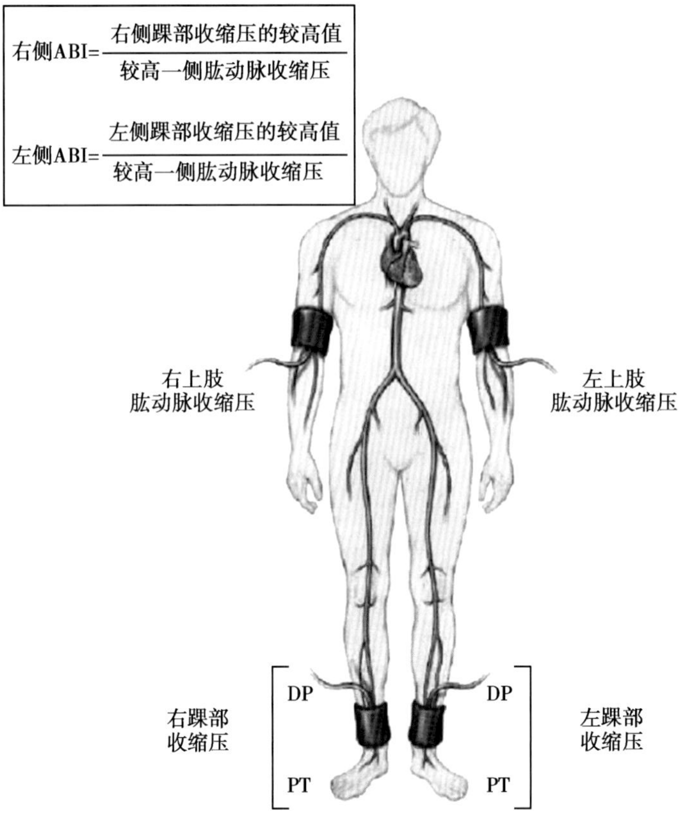

图 1-2　四肢血压测量计算 ABI 及 ABI 参考值

ABI 是指胫后动脉（PT）或足背动脉（DP）中较高部位的收缩压 / 较高一侧的上臂肱动脉收缩压。ABI 为 1.00~1.29，提示正常；ABI 为 0.91~0.99，提示正常和异常临界值，需要进一步检查；ABI 为 0.41~0.90，提示轻度至中度下肢动脉狭窄；ABI 为 0~0.40，提示重度下肢动脉狭窄或狭窄；ABI>1.30，提示动脉僵硬、不可压缩。

除 ABI 外，先进的同步示波法四肢血压自动测量仪可通过 PVR 测量系统获得四肢脉搏波波形，并自动计算相关参数，例如 %MAP 和 UT。动脉流入下肢是脉动性的，这种脉动性的流入导致下肢动脉体积会随每一个心动周期发生可测量的变化。这些周期性的体积变化可以通过容积描记技术记录下来，从而提供下肢动脉疾病患者有关肢体灌注的定性或定量数据。UT 是脉搏波上升时间，是从脉搏波起始点至达到波峰的时间，正常值为 180 毫秒以内。%MAP 是指脉搏波波形下平均面积对应的振幅除以脉搏波的最大振幅，以百分比表示，正常人在 45% 以下（图 1-3）。当下肢动脉狭窄或阻塞时，UT 延长，%MAP 数值增大。因此，下肢动脉病变可通过 PVR 波形进行识别。当 PVR 波形扁平迟缓，UT 延长，%MAP 数值增大，提示下肢动脉狭窄；而当 PVR 波形陡峭高尖，UT 缩短，%MAP 数值减小，常提示下肢动脉不可压缩（图 1-4）。

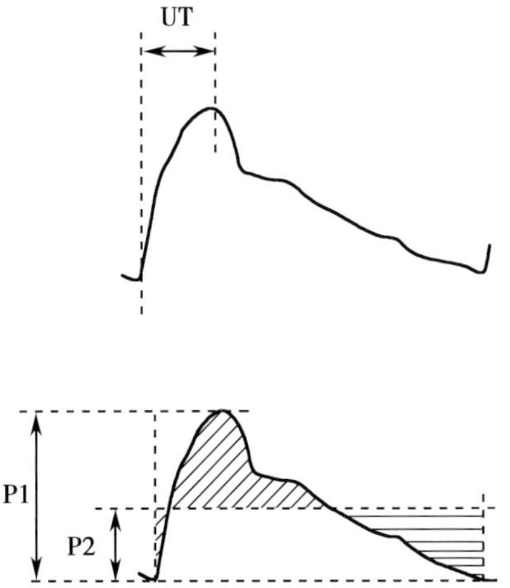

图 1-3　PVR 波性分析定量参数 UT 和 %MAP 计算方法

UT 即脉搏波上升时间，是从脉搏波波足至达到波峰的时间。%MAP 是指脉搏波波形下平均面积对应的振幅除以脉搏波的最大振幅，以百分比表示，P1 为脉搏波振幅，P2 为脉搏波面积平均值（即两阴影面积相等）对应的振幅，%MAP=P2/P1 × 100%。

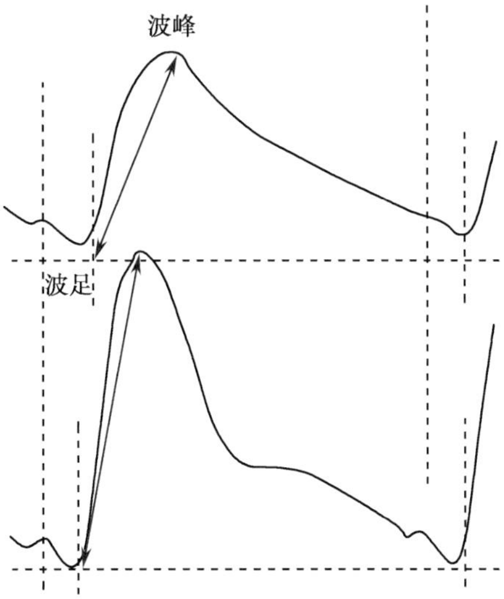

图 1-4　PVR 波形分析鉴别下肢动脉狭窄和动脉不可压缩

下肢动脉病变可通过 PVR 波形进行识别。当 PVR 波形扁平迟缓，UT 延长，%MAP 数值增大，提示下肢动脉狭窄；而当 PVR 波形陡峭高尖，UT 缩短，%MAP 数值减小，提示下肢动脉不可压缩。

（郭芊卉　李　燕）

第二节　臂踝脉搏波传导速度测量原理

一、测量原理

大动脉血管具有弹性贮器作用和顺应性，维持动脉持续的血流和缓冲动脉血压的波动。从心脏周期性喷射的血液产生称为“脉搏波”的动脉搏动，其通过动脉树传播的速度称为脉搏波传导速度（pulse wave velocity，PWV）。在生物力学中，Moens-Korteweg 方程描述了 PWV 与血管相关因子的关系：$PWV^2=E\cdot h/(2r\cdot p)$。其中 E 为弹性模量，h 为血管壁厚度，r 为血管半径，p 为血液密度。根据该等式可知，PWV 随血管壁僵硬度的增加而增大，并与血管半径成反比。在同一个体，血液密度、血管半径和血管壁厚度相对不变的情况下，PWV 可反映血管壁的弹性，即僵硬度。

PWV 的检测原理是基于物理学上速度的计算方法，可通过以下公式计算：PWV=d/t。其中 d 为动脉树上两个记录部位之间的距离，t 为两部位之间脉搏波传导的时间。PWV

可以在任意两个脉搏波搏动点之间的区域进行测量，反映节段性的动脉弹性。无创测定 PWV 需要选择两个在体表能够触摸到的动脉搏动点，如颈 - 股动脉 PWV（carotid-femoral，cfPWV）、臂 - 踝动脉 PWV（brachial-ankle，baPWV）、心 - 颈动脉 PWV（heart-carotid，hcPWV）、心 - 肱动脉 PWV（heart-brachial，hbPWV）、心 - 股动脉 PWV（heart-femoral，hfPWV）和股 - 踝动脉 PWV（femoral-ankle，faPWV）等。不同动脉搏动区域测量的 PWV 在一定程度上能反映不同动脉节段的僵硬度。临床上目前常用的 PWV 测量参数为 cfPWV 和 baPWV。

baPWV 测量采用示波法测量原理，受试者在仰卧位进行检查，两侧手腕分别放置心电电极，胸骨左缘放置用于检测心音的麦克风，在双侧踝部上和上臂捆绑带有体积描计和示波压力感知传感器的袖带，检测时同步记录心音、心电、四肢血压和脉搏波信号。使用半导体压力传感器记录脉搏波体积波形（PWV 的样品采集频率设置为 1 200Hz）。在自动增益分析和自动质量调整的前提下，存储肱动脉和踝部动脉的脉搏波体积波形，采样时间为 10 秒。仪器根据相位速度理论自动确定波形的特征点，通过滤波器存储超过 5Hz 的分量，并确定脉搏波波脚。图 1-5 显示了臂踝脉搏波传导时间间隔的测量方法，肱动脉脉搏波的波足与踝部动脉脉搏波的波足之间的时间间隔被定义为臂踝脉搏波传导的时间间隔（ΔT）。脉搏波传播的距离测量对于 PWV 计算至关重要。图 1-6 显示了臂踝脉搏波传导距离的测量方法，b、c、d 分别代表了心脏到肱动脉测量点、心脏到股动脉搏动点、股动脉搏动点到踝的距离，臂踝距离（ΔLba）表示为 1.3 × c+d–b。一般情况下，成年人的身高是相对固定的，而 ba 距离是基于身高的固定函数计算所得，因此，只要身高测量准确，理论上只要身高不变，不同个体该检测方法所采用 ba 距离是一样的。

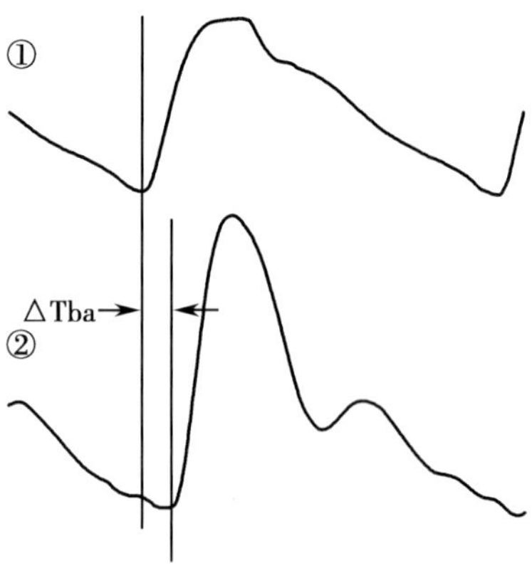

图 1-5　baPWV 测量原理：臂踝脉搏波传导的时间间隔（ΔT）测量

①为肱动脉脉搏波形，②为胫后动脉脉搏波形，ΔT= 两波足切点间时间间隔。baPWV= ΔLba/ ΔTba，Lba 由受试者身高自动计算得出。

二、测量准确性和重复性

最近，Sugawara 等通过比较体表测量距离和磁共振成像（magnetic resonance imaging，MRI）方法直接测量脉搏波传导距离之间的差异，评估了 baPWV 测量的准确性。结果显示，体表间接测量法由于低估了心脏到肱动脉之间的距离 b，从而使其测量的臂踝距离比磁共振直接测量法高估了 11%。然而，基于身高计算的 baPWV 和基于 MRI 测量距离的 baPWV 之间有非常好的相关性（r^2=0.96），提示两者可以较为简便地进行相互转换。

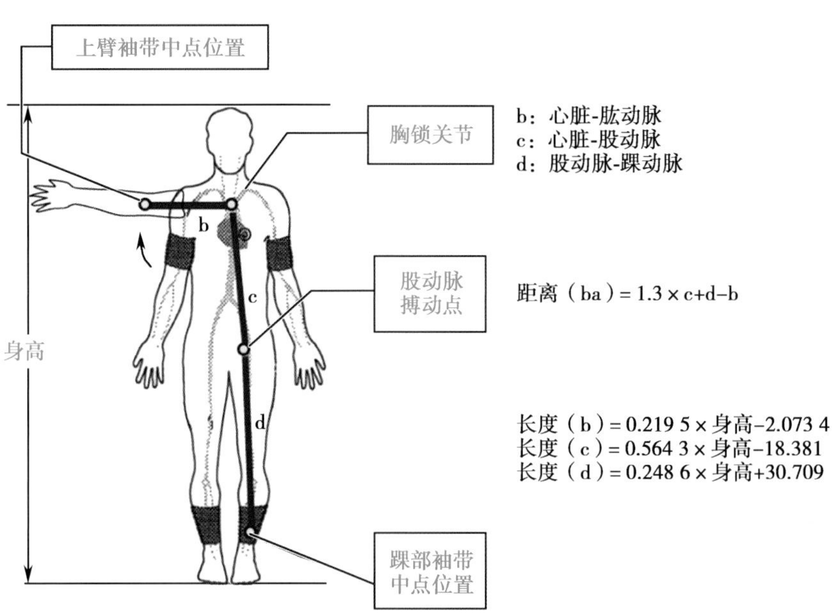

图 1-6　baPWV 测量原理：脉搏波传导距离计算

b、c、d 分别代表了心脏到肱动脉测量点、心脏到股动脉搏动点、股动脉搏动点到踝的距离，臂踝距离（Δ Lba）表示为 1.3 × c+d−b。

baPWV 不仅反映了主动脉、颈动脉等大动脉的弹性，还一定程度上反映了中等大小肌性动脉的僵硬度。目前临床使用的全自动动脉硬化检测仪可同步记录四肢血压，计算左、右双侧 baPWV，方法简便，与传统扁平张力法测量的 cfPWV 具有较好的关联性（r=0.7）。研究显示，baPWV 的观察者内和观察者间的变异性分别为 3.8%~10.0% 和 3.6%~8.4%，说明其在临床应用中具有较好的重复性。

（郭芊卉　李 燕）

参考文献

[1] 朱鼎良，张维忠，王继光，等. 血压和血压测量 [M]. 北京：人民军医出版社，2010.

[2] GEDDES L A. Handbook of blood pressure measurement [M]. Clifton: Humana Press, 1999.

[3] CORALL I M, STRUNIN L. Assessment of the Von Recklinghausen oscillotonometer [J]. Anaesthesia, 1975, 30 (1): 59-66.

[4] 江国泰，斋藤正男. 手臂组织的简化力传递模型及其应用 [J]. 生物医学工程学杂志，1990, 7 (4): 277-289.

[5] HIRSCH A T, HASKAL Z J, HERTZER N R, et al. ACC/AHA 2005 Practice Guidelines for the management of patients with peripheral arterial disease (lower extremity, renal, mesenteric, and abdominal aortic): a collaborative report from the American Association for Vascular Surgery/Society for Vascular Surgery, Society for Cardiovascular Angiography and Interventions, Society for Vascular

Medicine and Biology, Society of Interventional Radiology, and the ACC/AHA Task Force on Practice Guidelines (Writing Committee to Develop Guidelines for the Management of Patients With Peripheral Arterial Disease): endorsed by the American Association of Cardiovascular and Pulmonary Rehabilitation; National Heart, Lung, and Blood Institute; Society for Vascular Nursing; TransAtlantic Inter-Society Consensus; and Vascular Disease Foundation [J]. Circulation, 2006, 113 (11): e463-e654.

［6］ROOKE T W, HIRSCH A T, MISRA S, et al. 2011 ACCF/AHA focused update of the guideline for the management of patients with peripheral artery disease (updating the 2005 guideline): a report of the American College of Cardiology Foundation/American Heart Association Task Force on Practice Guidelines: developed in collaboration with the Society for Cardiovascular Angiography and Interventions, Society of Interventional Radiology, Society for Vascular Medicine, and Society for Vascular Surgery [J]. J Am Coll Cardiol, 2011, 58 (19): 2020-2045.

［7］RAINES J K, ALMEIDA J I. Pulse volume recording in the diagnosis of peripheral vascular disease [M]//ABURAHMA A F. Noninvasive Vascular Diagnosis. Cham, Switzerland: Springer, 2013: 337-338.

［8］SHIRASU T, HOSHINA K, AKAGI D, et al. Pulse volume recordings to identify falsely elevated ankle brachial index [J]. Asian Cardiovasc Thorac Ann, 2016, 24 (6): 517-522.

［9］ABOYANS V, CRIQUI M H, ABRAHAM P, et al. Measurement and interpretation of the ankle-brachial index: a scientific statement from the American Heart Association [J]. Circulation, 2012, 126 (24): 2890-2909.

［10］YAMASHINA A, TOMIYAMA H, TAKEDA K, et al. Validity, reproducibility, and clinical significance of noninvasive brachial-ankle pulse wave velocity measurement [J]. Hypertens Res, 2002, 25 (3): 359-364.

［11］MUNAKATA M. Brachial-ankle pulse wave velocity: background, method, and clinical evidence [J]. Pulse (Basel), 2016, 3 (3-4): 195-204.

［12］TOMIYAMA H, MATSUMOTO C, SHIINA K, et al. Brachial-Ankle PWV: current status and future directions as a useful marker in the management of cardiovascular disease and/or cardiovascular risk factors [J]. J Atheroscler Thromb, 2016, 23 (2): 128-146.

［13］SUGAWARA J, HAYASHI K, TANAKA H. Arterial path length estimation on brachial-ankle pulse wave velocity: validity of height-based formulas [J]. J Hypertens, 2014, 32 (4): 881-889.

［14］MUNAKATA M. Brachial-ankle pulse wave velocity in the measurement of arterial stiffness: recent evidence and clinical applications [J]. Curr Hypertens Rev, 2014, 10 (1): 49-57.

第二章

同步四肢血压和臂踝脉搏波传导速度测量的临床应用

一、引言

动脉病变的表现形式主要有两种，即结构性和功能性病变。前者包括动脉狭窄、动脉瘤和动脉夹层，后者主要指动脉僵硬（即动脉舒缩功能减退）。一般而言，动脉退行性病变和粥样硬化往往先有功能性改变，再发展到结构性病变，进而导致缺血、梗死和动脉破裂等心血管事件。大量研究表明，早发现、早干预动脉病变及其危险因素，可以显著降低心血管事件，促使心血管临床开始重视周围动脉病变的筛查诊断。随着推广和普及工作不断深化，临床上迫切需要简便、实用的检测仪器。近 20 年来，由于无创血压测量技术和设备的进步，目前上市的示波法同步四肢血压与臂踝脉搏波传导速度测量较传统的单肢序贯血压测量相比，实现了实时同步，避免了时间差对血压动态变化的影响，可更准确地提供压力传导动脉的结构及功能等信息，且具有操作简单、省时等优势，已逐步成为心血管临床的常用仪器之一。

同步四肢血压与踝臂脉搏波传导速度测量仪可测量四肢血压数值，记录脉搏容积图（pulse volume recording，PVR），加上同步记录心电图（electrocardiogram，ECG）、心音图（phonocardiogram，PCG），计算机自动分析 PVR 特征切点，计算出临床关注的特征参数衍生值，包括双臂间收缩压差异（inter-arm systolic blood pressure difference，IASBPD）、双踝间收缩压差异（inter-leg systolic blood pressure difference，ILSBPD）、踝臂指数（ankle brachial index，ABI）、臂踝脉搏波传导速度（brachial-ankle pulse wave velocity，baPWV）、脉搏波上行时间（upstroke time，UT）及平均动脉压百分比（percentage mean artery pressure，%MAP）等（图 2-1），上述指标已经开始应用于周围压力传导动脉狭窄性疾病的筛查和诊断。此外，越来越多的研究表明，这些指标还可用于预测及评估心脑血管事件以及死亡风险等。随着这种测量的逐步普及，不规范应用和不合理解释结果等问题频繁出现，临床上迫切需要就这项技术的应用现状进行总结，形成共识，指导其规范应用和合理解读结果，更好地为临床服务。

二、同步四肢血压测量的临床应用和意义

（一）诊断下肢动脉狭窄

下肢动脉病（lower extremity artery disease，LEAD）主要指下肢动脉的狭窄、阻塞性病变，在老年人群中相当常见，也是动脉粥样硬化最常累及的血管，且与心血管风险密切相关。四肢血压测量最先用于研究 LEAD，ABI（图 2-2）已广泛用于 LEAD 的诊断以及心血管风险评估。一般情况下，由于脉搏波放大可引起下肢动脉收缩压较上肢高 10~15mmHg，欧洲心脏病学会（European Society of Cardiology，ESC）指南推荐：ABI 1.0~1.39 为正常范围，0.91~0.99 为可疑狭窄，≤0.90 可诊断 LEAD。ABI 值与 LEAD

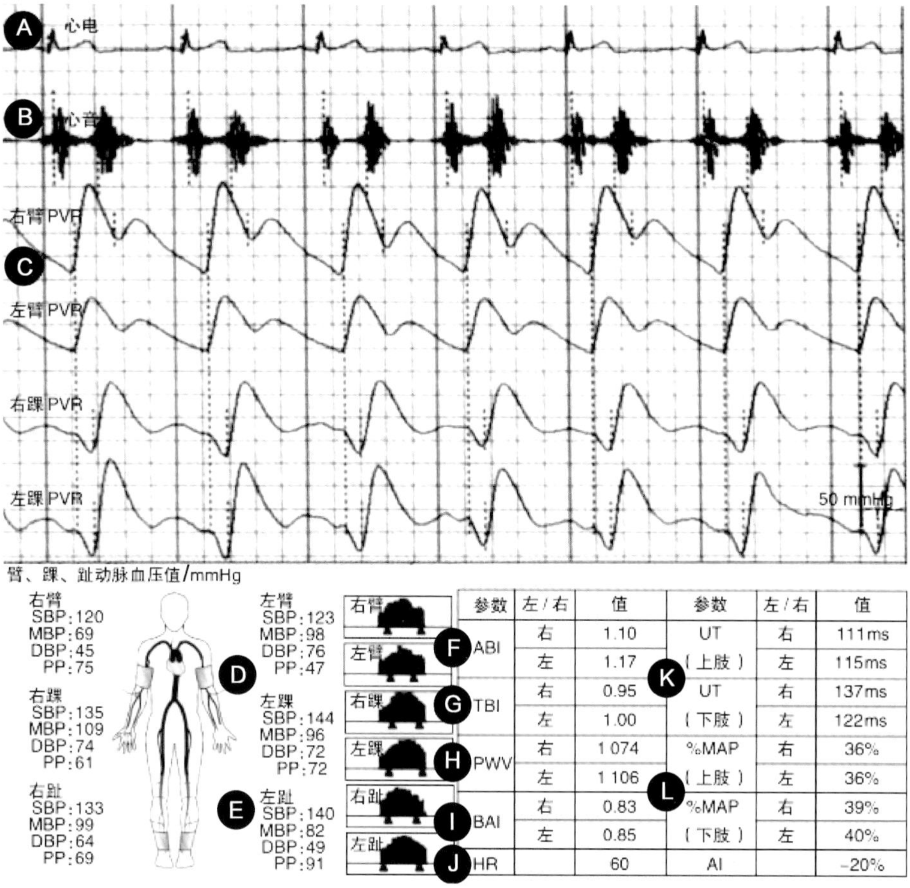

参数	左/右	值	参数	左/右	值
ABI	右	1.10	UT	右	111ms
	左	1.17	（上肢）	左	115ms
TBI	右	0.95	UT	右	137ms
	左	1.00	（下肢）	左	122ms
PWV	右	1 074	%MAP	右	36%
	左	1 106	（上肢）	左	36%
BAI	右	0.83	%MAP	右	39%
	左	0.85	（下肢）	左	40%
HR		60	AI		-20%

图 2-1　一款同步四肢血压与臂踝脉搏波传导速度测量仪可提供的参数及衍生值

A. 心电图（ECG）；B. 心音图（PCG）；C. 脉搏容积图（PVR）；D. 四肢动脉血压测量值；E. 趾动脉血压测量值；F. 踝臂指数（ABI）；G. 趾臂指数（TBI）；H. 臂踝脉搏波传导速度（baPWV）；I. 臂踝指数（BAI）；J. 心率（HR）；K. 脉搏波上行时间（UT）；L. 平均动脉压百分比（%MAP）。其中，PVR、四肢动脉血压测量值、ABI、baPWV、UT、%MAP 系临床常用参数。

严重程度相关，0.40~0.90 提示存在重度狭窄，≤ 0.4 提示严重缺血。当 ABI 用作评估周围动脉疾病患者的诊断工具时，应分别报告两侧下肢的 ABI；当 ABI 用作心血管事件和死亡率的预后标志物时，选较低一侧的 ABI。ABI ≥ 1.40 代表动脉不可压缩，另外在双侧上肢动脉严重狭窄或主动脉瓣重度反流患者中也可出现。

美国心脏协会（American Heart Association，AHA）科学声明指出，用 ABI 值诊断下肢动脉狭窄要注意以下几个问题：①老龄、糖尿病、长期吸烟或者终末期肾衰等患者，由于动脉管壁硬化、钙化，导致不可压缩性增加，可出现假性踝动脉高血压，即使存在较重的下肢动脉狭窄，ABI 值也可能在正常范围；② LEAD 患者伴有双侧上肢动脉狭窄时，由于肱动脉血压测量值降低，即使存在较重的下肢动脉狭窄，ABI 值仍可能在正常范围；③慢性下肢动脉局限性狭窄或完全闭塞患者，患肢如果形成广泛粗大侧支循环，则静态 ABI 可能在正常范围内。在这些情况下，ABI 诊断 LEAD 准确性降低。为了克服以上 ABI 的不足，增加以下两种参数分析方法有助鉴别诊断，提高准确性。

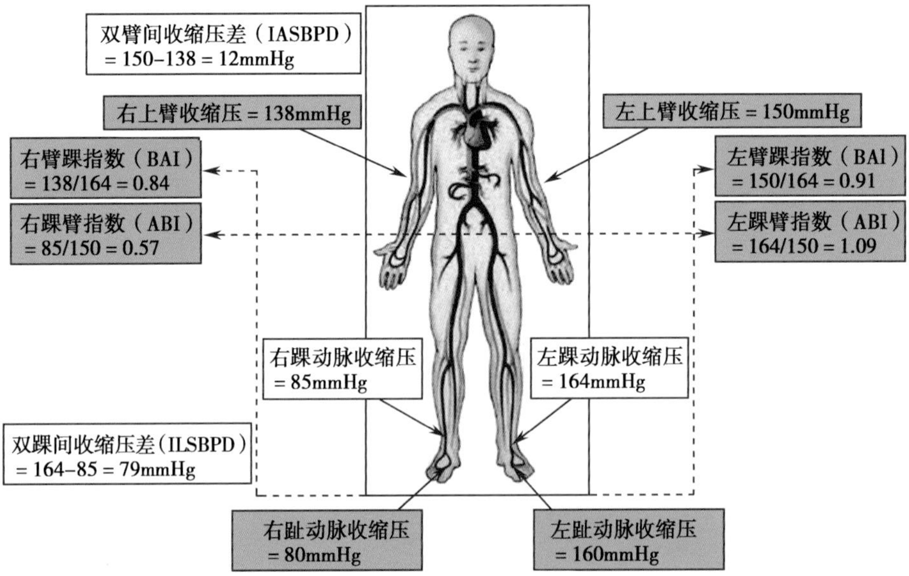

图 2-2 四肢血压参数计算方法

ABI= 踝动脉收缩压 / 较高侧肱动脉收缩压；
BAI= 肱动脉收缩压 / 较高侧踝动脉收缩压；SBP，收缩压。

1. ILSBPD ILSBPD ≥15mmHg 提示低侧 LEAD，≥20mmHg 时诊断特异性更高。但由于踝部解剖变异较大，袖带匹配性也欠佳，踝动脉血压测量变异较肱动脉大，ILSBPD 值的重复性欠佳。此外，LEAD 常累及双下肢动脉，如果狭窄程度相似，ILSBPD 也难以反映是否存在狭窄。

2. PVR 的 UT 和 %MAP（图 2-3） 当下肢动脉严重狭窄时，压力波传播受阻，下游的 PVR 呈现低钝波或低平波，UT 明显延迟，MAP% 增加。这种 PVR 波形只与上游狭窄程度相关，而与狭窄病变是否累及双侧无关，可协助诊断四肢动脉狭窄，提高下动脉狭窄的检出率。ABI 联合 UT 及 %MAP，可进一步提高诊断 LEAD 的准确性。但低血压、心动过缓时，即使上游无明显狭窄，也可能记录到低钝波或 UT 时间相对延长，这种情况下每搏脉搏波上行时间占比（upstroke time per cardiac cycle，UTCC）可能较 UT 的诊断准确性有所提高。

（二）诊断上肢动脉狭窄

健康人群 IASBPD 一般不超过 10mmHg。荟萃分析表明，在人群筛查时 IASBPD ≥10mmHg 是锁骨下动脉狭窄的预测指标。目前周围动脉病相关指南推荐，IASBPD 超过 10mmHg 提示上肢动脉狭窄，超过 15mmHg 基本确定上肢动脉狭窄，但无法确定狭窄的具体位置和狭窄的解剖特征。

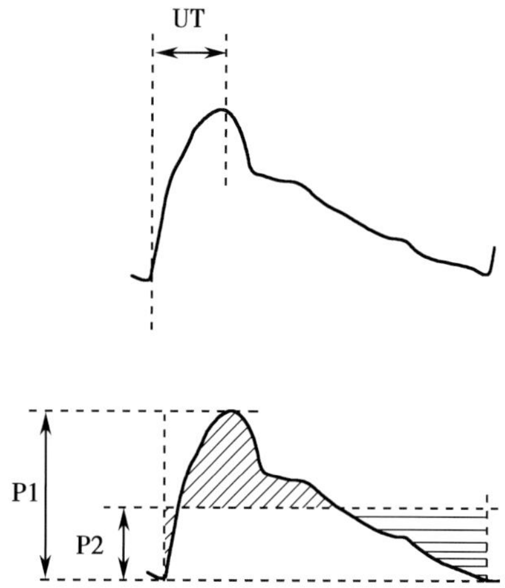

图 2-3　PVR 波形分析定量参数 UT、UTCC 和 %MAP 计算方法

UT 即脉搏波上行时间，是从脉搏波波足至达到波峰的时间。UTCC 即每搏脉搏波上行时间占比，是脉搏波上行时间 / 每搏时间 ×100%。%MAP 是指脉搏波波形下平均面积对应的振幅除以脉搏波的最大振幅，以百分比表示，P1 脉搏波振幅，P2 为脉搏波面积平均值（即两阴影面积相等）对应的振幅，%MAP=P2/P1×100%。

IASBPD 诊断上肢动脉狭窄还受对侧是否并存动脉狭窄的影响，如果两侧上肢动脉狭窄程度相似，则 IASBPD 可能在正常范围。这种情况下增加以下两种参数分析方法有助鉴别诊断，提高准确性：①臂踝指数（brachial-ankle index，BAI）：即肱动脉收缩压与踝动脉收缩压高侧的比值。BAI 反映受检侧肱动脉较对照踝动脉收缩压下降程度，与上肢狭窄程度密切相关，而与是否双侧上肢动脉狭窄无关，有助于提高双侧锁骨下动脉狭窄的检出率。研究发现，当 BAI 低于 0.70（相当于 ABI>1.40）时，诊断该侧锁骨下动脉直径狭窄>70% 的特异度和灵敏度分别为 92.9% 和 44.3%。对于 BAI 在临界值 0.70~0.79（相当于 ABI 在 1.25~1.40）的患者应怀疑锁骨下动脉狭窄，但此范围与正常值基本重叠。如果并存胸腹主动脉狭窄和 / 或双下肢动脉狭窄导致踝动脉收缩压显著降低，或者存在重度主动脉瓣反流、踝动脉不可压缩可导致踝动脉收缩压显著升高，诸如此类特殊情况下，推测 BAI 诊断上肢动脉狭窄会失效。因此，BAI 诊断上肢动脉狭窄只能提供辅助线索，准确性很差。② UT 和 %MAP：当上游动脉严重狭窄时，压力波传播受阻，下游的 PVR 呈现低钝波或低平波，UT 明显延迟，MAP% 增加。这种 PVR 波形只与上游狭窄程度相关，而与狭窄病变是否累及双侧无关，可协助诊断上肢动脉狭窄，提高双侧锁骨下动脉狭窄的检出率。但在非狭窄人群中，由于上肢反射波常常重叠在初始波的波峰上，抢夺了最高点，造成仪器无法识别初始波的波峰顶点，这种情况下仪器往往取值叠加反射波的峰顶，给出延迟的 UT，需要人工专业识别后才能采用；另外，因上肢反射波的大部分常常叠加在波峰的降支，导致 %MAP 显著增大，故不能用作上肢狭窄的诊断指标。

（三）诊断胸腹主动脉狭窄

胸腹主动脉显著狭窄可导致下肢动脉压力对称性下降，产生类似 LEAD 的症状。研究表明，双下肢 ABI 均<0.90，且双侧 ABI 差值小于 0.1 和 / 或 baPWV 差值小于 155cm/s，诊断胸腹主动脉狭窄准确性约达 90%。这一简单的筛查可以显著降低胸腹主动脉狭窄漏诊率和误诊率，是同步四肢血压测量的新用途。这种诊断方法需要排除双

侧下肢动脉狭窄程度相似的干扰，但双下肢动脉对称严重狭窄的患者少见。进一步行影像学检查，可以确定狭窄的具体部位。

（四）四肢血压预测心血管风险

同步四肢血压及其衍生值与单肢肱动脉血压比较，显然可以更全面评估个体血压水平，有助于发现是否存在压力传导动脉狭窄，进而更准确地预测心血管风险。压力传导动脉显著狭窄属于临床心血管病范畴，多数情况下反映了全身动脉粥样硬化负荷重。ABI 减低与全身动脉粥样硬化负荷密切相关，与 ABI>0.90 的人群比较，ABI<0.90 的人群心血管事件和心血管死亡风险显著升高。荟萃分析表明，IASBPD ≥ 10mmHg 及 ILSBPD ≥ 15mmHg 与左心室质量指数以及 baPWV 增高呈正相关，而且两者增高均与心血管风险升高相关。我国社区老年队列研究也发现，ABI<0.90、IASBPD ≥ 10mmHg 及 ILSBPD ≥ 15mmHg 是心脑血管病的等危症，与心血管死亡和总死亡显著相关。踝动脉 PVR 衍生参数 UT、UTCC 和 %MAP 明显增大是压力传导动脉显著狭窄后下游压力波改变的反应，显然同样与靶器官损伤及心血管风险增高密切相关。

三、臂踝脉搏波传导速度的临床应用和意义

（一）检测大动脉的僵硬度

大动脉脉搏波传导速度能够很好地反映大动脉僵硬度，是评价大动脉硬度的经典指标。baPWV 的测量已实现了计算机自动分析（图 2-4）。这种测量方法便捷，基本不依赖操作者技术，有取代传统的颈 - 股脉搏波传导速度直接测量的趋势。baPWV 在计算时把肱 - 主动脉瓣距离视为踝 - 主动脉瓣距离的其中一部分。假设上、下肢肌性动脉的硬度相似，由于髂 - 踝动脉长度明显大于锁骨下 - 肱动脉的长度，因此 baPWV 相当于解剖上代表主动脉加部分下肢动脉的 PWV（图 2-4）。仪器厂家根据人群研究结果在检测报告上给出了基于年龄的 baPWV 正常范围，数值在正常范围上方提示动脉硬度过高，在下方提示动脉硬度低，供临床参考。然而，对于临床诊断四肢动脉或胸腹主动脉狭窄的患者，由于压力传导动脉狭窄导致上、下肢动脉波足时间差显著变化，baPWV 值不能真实反映传导动脉的硬度。因此，在解释 baPWV 测值时，必须注意首先排除压力传导动脉狭窄。近几年，日本循环器协会提出“血管功能衰竭”的概念，把 baPWV 列为病理生理诊断指标之一，建议其临界值范围为 14~18m/s，超过阈值 18m/s 提示存在血管功能衰竭，为心血管发病和死亡的高危人群。

（二）辅助诊断四肢动脉和胸腹主动脉狭窄

基于压力波传导的物理学原理，PWV 与血压和血管壁硬度呈正相关，当压力传导动脉存在有导致下游压力下降的狭窄时，狭窄远端 PWV 下降，波足出现延迟。基于 baPWV 的计算方法，如果下肢动脉和胸腹主动脉明显狭窄，踝 - 肱动脉波足时间差会

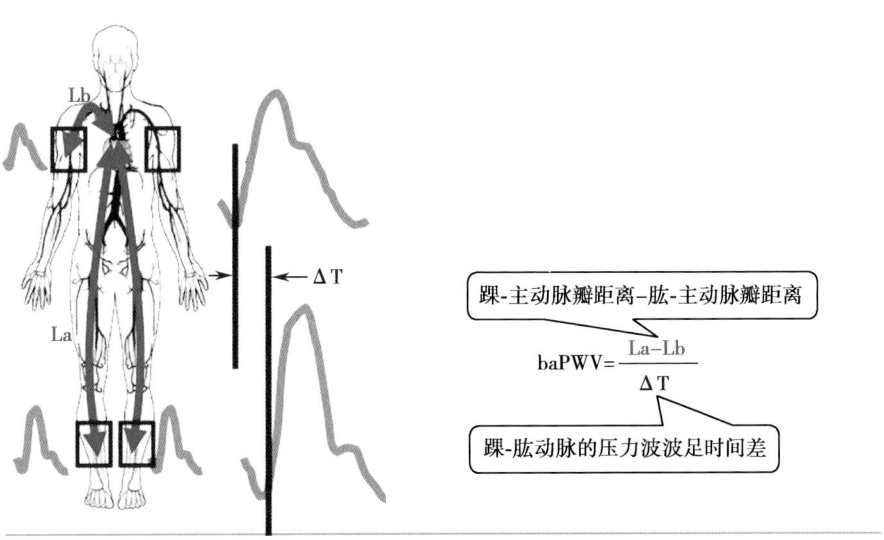

图 2-4　臂踝脉搏波传导速度测量原理

baPWV=(踝 - 主动脉瓣距离 – 肱 - 主动脉瓣距离) / 踝肱动脉的压力波波足时间差。主动脉根部与测量点间的血管距离按身高通过固定函数式推算，踝肱动脉的压力波用袖带示波法采集，根据特征点自动识别波足。

增大，导致 baPWV 明显降低；如果上肢动脉明显狭窄，则踝 - 肱动脉波足时间差会缩小，导致 baPWV 明显升高。由于 baPWV 在没有压力传导动脉存在狭窄的情况下其测值范围较大，用测值大小直接判断是否存在狭窄的准确性很低。但基于无狭窄情况下 baPWV 两侧对称的特性，两侧 baPWV 差值异常可能更有诊断价值。中国医学科学院阜外医院的一个研究表明，在两侧 ABI<0.90 的情况下，若两侧 baPWV 差值<155cm/s，提示狭窄在胸腹主动脉，因为胸腹主动脉狭窄时两下肢对称受影响；若两侧 baPWV 差值 ≥ 155cm/s，提示狭窄在下肢动脉，因为两下肢狭窄对称受影响的可能性很少。对于四肢动脉狭窄患者，两侧 baPWV 差值的切点尚未见更多报道，有待进一步研究。由于并存多肢动脉狭窄的可能性，baPWV 的测值会受到更大的干扰。因此，baPWV 测值或两侧差值单独用于诊断的可行性不大，但 baPWV 联合四肢血压参数，可能有助于提高诊断上游动脉狭窄的准确性，这方面需要开展进一步研究。

(三) 臂踝脉搏波传导速度预测心血管风险

血流从左室射入主动脉产生压力波，传播至全身动脉树分支。在压力传输中这种前向压力波在任何结构和功能不连续的动脉树节点上均可被反射，返回升主动脉，因此，前向波和反射波沿着动脉树始终互相作用。年轻人在生理条件下，动脉硬度低，压力波传播的速度较慢，反射波落在升主动脉压力波的舒张期。由于衰老、高血压、动脉粥样硬化等因素影响，动脉硬度不断增加，PWV 加快，压力波往返远端反射点与主动脉瓣所需时间缩短，反射波提前落在主动脉根部压力波的收缩期而不是舒张期，导致收缩期压增加而舒张期压下降。这种左室射血与血管硬度不匹配的病理生理改变，导致左室肥厚且舒张期冠状动脉灌注压降低，进而增加心血管危险。已有许多临床研究发现，PWV 和压力波反射为心脏事件的独立危险因子，为以上病理生理机制提供了有力的证据。与年龄俱增的动脉僵硬度增加导致的脑与肾血管损伤不能用压力波反射理论来解释，而主要是大动脉僵硬后流入脑与肾的血流搏动性和流量更大，高搏动性压力和流量引发的径向牵拉和剪切力增大，导致动脉壁中层断裂，血管内皮损伤，血栓、梗死和微血管瘤形成。通过降低血压，提高主动脉和肌性动脉顺应性，可能降低这种损害。以上是目前对动脉僵硬度与压力波反射病理生理意义的认识（图 2-5）。

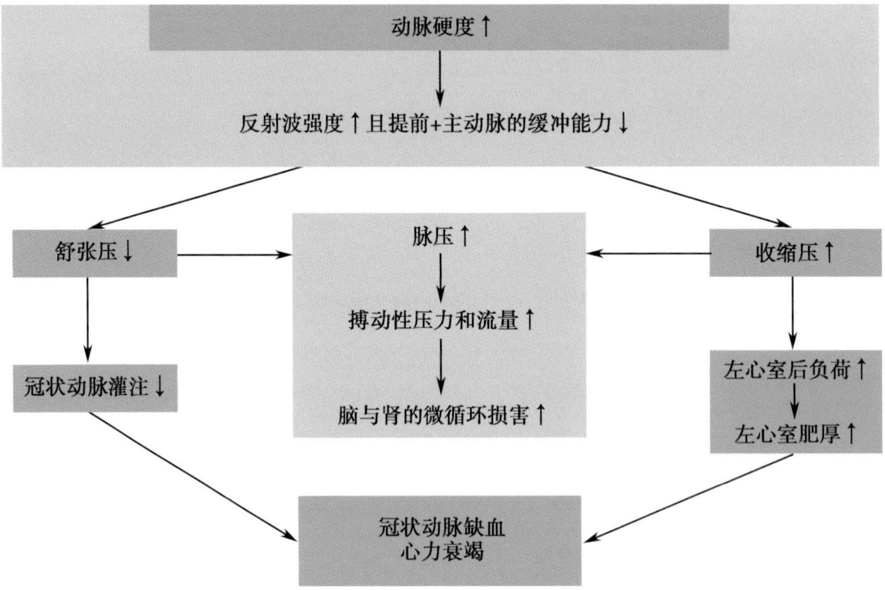

图 2-5　动脉硬度与心血管危险的关系

年龄和血压水平是影响 PWV 的关键因素，性别、心率等生理因素及吸烟、糖尿病、动脉粥样硬化等病理因素也可影响 PWV。颈 - 股动脉 PWV 反映弹性动脉（即主动脉）僵硬度，其值随年龄增长而呈线性增加；颈动脉和肱动脉或桡动脉 PWV 反映肌性动脉僵硬度，其值受年龄影响小，而受血管内皮功能和血管活性药物影响大。如果降压治疗或用舒张血管的药物难以逆转升高的 PWV，则提示动脉壁已发生结构性硬化而不是功能性改变。

baPWV 代表胸腹主动脉和部分下肢动脉的综合 PWV，与心血管事件和死亡危险的关系已有许多研究。已发表的大样本研究多为日本人群。研究表明，baPWV 与 cfPWV 呈显著正相关（r=0.73），baPWV 测值平均比 cfPWV 高约 20%，两者均与年龄（r=0.56 和 0.64）、收缩压（r=0.49 和 0.61）和 Framingham 危险评分（r=0.48 和 0.63）呈显著正相关，两者对脑卒中和冠心病的预测能力相似。荟萃分析发现，在高血压、糖尿病、终末期肾病等患者中，baPWV 每增加 100cm/s，心血管事件风险增加约 12%，提出了用 baPWV 作为动脉僵硬度的指标预测心血管事件和死亡。随后又荟萃分析了 14 673 例没有既往心血管病史的日本人群平均随访 6.4 年的结果，发现 baPWV 值越高，则发生心血管事件的风险越大，baPWV 每增加 1 个标准差，发生心血管事件的风险增加 19%。用传统的危险因素调整回归后，baPWV 仍是发生心血管事件的独立预测因子，并且矫正了 Framingham 危险评分模型，提高了其预测效能。

四、问题与建议

基于已有的研究结论和临床心血管防治工作的需要，目前我们建议同步四肢血压与臂踝脉搏波传导速度检测的适用人群如下：①高血压（包括临界高血压）首诊者；②有早发心脑血管疾病家族史、高血压、长期吸烟、高脂血症、糖尿病者；③已明确诊断为心脑血管病患者；④体检发现四肢脉搏搏动明显不对称者；⑤ 50 岁以上健康查体者。

检测频率建议：①首次测值无明显异常者 2~3 年 1 次；②首次测值临界至轻度异常者 1~2 年 1 次；③首次测值明显异常者 6 个月至 1 年 1 次；④需监测治疗效果的患者，根据临床需要安排检测频率。

常用的同步四肢血压与臂踝脉搏波传导速度参数及衍生值参考范围和临床意义近年来已有较多研究，我们基于中外的研究结果，对参考值提出了建议（表 2-1），有些已被公认，另有些尚存争议，需要进一步研究澄清，还有一些新的参数可能被研究发现。由于这种测量简单、无创、快速，能提供压力传导动脉大量的结构和功能信息，已逐步成为心血管临床上继体表心电图检查后又一种常用的筛查和诊断工具。另外，我们也要认识到，这是基于血流动力学的病理生理学测量，测量值可以反映上游是否存在明显狭窄和血管硬度，但不能确定狭窄的部位和病变性质，也不能确定何时发生什么类型的心血管事件。分析测量值时要综合压力、波形和脉搏波传导速度全面考虑，相互验证测量值是否符合病理生理，是否能解释临床发现，不能断章取义、片面夸大某一测值的诊断和预测作用。对已上市的这类测量仪器测量值的准确性和可重复性，也需要进一步验证和提升，需达到临床要求。

表 2-1　建议的常用同步四肢血压与踝臂脉搏波传导速度参数及衍生值参考范围及临床意义

参数名称	英文缩写	正常范围	可疑范围	病理范围	病理意义	心血管风险
脉搏波上行时间 /ms	UT	<180	180~200	≥200	上游动脉狭窄	升高
脉搏波上行时间占比	UTCC	<20%	20%~25%	≥25%	上游动脉狭窄	升高
平均动脉压百分比	%MAP	<40%	40%~45%	≥45%	上游动脉狭窄	升高
双臂间收缩压差异 /mmHg	IASBPD	<10	10~15	≥15	值低侧狭窄	升高

续表

参数名称	英文缩写	正常范围	可疑范围	病理范围	病理意义	心血管风险
双踝间收缩压差异 / mmHg	ILSBPD	<15	15~20	≥20	值低侧狭窄	升高
臂踝指数	BAI	0.80~1.00	0.70~0.80	<0.70	值低侧上肢狭窄	升高
踝臂指数	ABI	1.00~1.29	0.90~1.00 1.30~1.40	<0.90 ≥1.40	值低侧下肢狭窄 1. 踝动脉不可压缩 2. 双上肢动脉严重狭窄 3. 主动脉瓣中重度反流	升高
两侧臂踝脉搏波传导速度差 / ($m \cdot s^{-1}$)	△baPWV	<1.5	1.5~1.8	≥1.8	上游动脉狭窄	升高
臂踝脉搏波传导速度 / ($m \cdot s^{-1}$)	baPWV	<14	14~18	≥18	大动脉硬化	升高

（蒋雄京　田红燕　罗建方　唐礼江　余　静）

参考文献

[1] SIBLEY R C, REIS S P, MACFARLANE J J, et al. Noninvasive physiologic vascular studies: a guide to diagnosing peripheral arterial disease [J]. Radiographics, 2017, 37 (1): 346-357.

[2] CLARK C E. Four-limb blood pressure measurement: a research tool looking for clinical use [J]. Hypertension, 2013, 61 (6): 1146-1147.

[3] SINGH S, SETHI A, SINGH M. Simultaneously measured inter-arm and inter-leg systolic blood pressure differences and cardiovascular risk stratification: a systemic review and meta-analysis [J]. J Am Soc Hypertens, 2015, 9 (8): 640-650.

[4] 蒋雄京，杨倩．无创中心动脉压和血管弹性功能检测的合理应用 [J]. 中国循环杂志，2008, 23 (3): 228-231.

[5] ABOYANS V, RICCO J B, BARTELINK M E L, et al. 2017 ESC guidelines on the diagnosis and treatment of peripheral arterial diseases [J]. Eur Heart J, 2018, 39 (9): 763-816.

[6] ABOYANS V, CRIQUI M H, ABRAHAM P, et al. Measurement and interpretation of the ankle-brachial index: a scientific statement from the American Heart Association [J]. Circulation, 2012, 126 (24): 2890-2909.

[7] CLARK C E, TAYLOR R S, SHORE A C, et al. Association of a difference in systolic blood pressure between arms with vascular disease and mortality: a systematic review and meta-analysis [J]. Lancet,

2012, 379 (9819): 905-914.
[8] KIUCHI S, HISATAKE S, WATANABE I, et al. Pulse pressure and upstroke time are useful parameters for the diagnosis of peripheral artery disease in patients with normal ankle brachial index [J]. Cardiol Res, 2016, 7 (5): 161-166.
[9] SHENG C S, LI Y, HUANG Q F, et al. Pulse waves in the lower extremities as a diagnostic tool of peripheral arterial disease and predictor of mortality in elderly Chinese [J]. Hypertension, 2016, 67 (3): 527-534.
[10] HASHIMOTO T, ICHIHASHI S, IWAKOSHI S, et al. Combination of pulse volume recording (PVR) parameters and ankle-brachial index (ABI) improves diagnostic accuracy for peripheral arterial disease compared with ABI alone [J]. Hypertens Res, 2016, 39 (6): 430-434.
[11] O′ ROURKE M F, HASHIMOTO J. Mechanical factors in arterial aging: a clinical perspective [J]. J Am Coll Cardiol, 2007, 50 (1): 1-13.
[12] ATO D. Pitfalls in the ankle-brachial index and brachial-ankle pulse wave velocity [J]. Vasc Health Risk Manag, 2018, 14: 41-62.
[13] 车武强，彭猛，蒋雄京，等．双侧踝臂血压指数和臂踝动脉脉搏波传导速度对称下降是诊断主动脉狭窄的有用指标 [J]. 中华高血压杂志，2015, 23 (11): 1039-1044.
[14] SHENG C S, LIU M, ZENG W F, et al. Four-limb blood pressure as predictors of mortality in elderly Chinese [J]. Hypertension, 2013, 61 (6): 1155-1160.
[15] YU S, LU Y, XIONG J, et al. Comparison of ankle-brachial index and upstroke time in association with target organ damage: the Northern Shanghai Study [J]. J Am Soc Hypertens, 2018, 12 (10): 703-713.
[16] LAURENT S, COCKCROFT J, VAN BORTEL L, et al. Expert consensus document on arterial stiffness: methodological issues and clinical applications [J]. Eur Heart J, 2006, 27 (21): 2588-2605.
[17] TANAKA A, TOMIYAMA H, MARUHASHI T, et al. Physiological Diagnostic Criteria for Vascular Failure [J]. Hypertension, 2018, 72 (5): 1060-1071.
[18] OHKUMA T, NINOMIYA T, TOMIYAMA H, et al. Brachial-ankle pulse wave velocity and the risk prediction of cardiovascular disease: an individual participant data meta-analysis [J]. Hypertension, 2017, 69 (6): 1045-1052.
[19] 蒋雄京，刘力生．动脉硬度与心血管危险 [J]. 中华高血压杂志，2006, 14 (增刊 2): 2-4.
[20] 中国医疗保健国际交流促进会血管疾病高血压分会专家共识写作组．同步四肢血压和臂踝脉搏波速度测量临床应用中国专家共识 [J]. 中国循环杂志，2020, 35 (6): 521-528.

第三章

臂间血压差异的判读及临床意义

一、臂间收缩压差异

（一）臂间收缩压差异的流行病学

臂间收缩压差异（inter-arm systolic blood pressure difference，IASBPD）是指双上肢肱动脉收缩压差值。目前对于 IASBPD 的正常值仍没有统一的标准。Ormes 等对 1 090 名健康人进行分析，发现 IASBPD 为（4.9 ± 4.4）mmHg/（3.7 ± 3.0）mmHg。杨丽等对 877 名健康的年轻人群进行研究，发现男性人群中 84% 的 IASBPD<6mmHg，98.2% 的 IASBPD<10mmHg；在女性人群中，88.7% 的 IASBPD<6mmHg，96.6% 的 IASBPD<10mmHg。Shim 等对 806 名年龄在 30~64 岁的人群进行研究，发现 IASBPD ≥ 10mmHg 的检出率为 3.7%，并指出年龄、性别、体重指数（body mass index，BMI）等是影响 IASBPD 的主要因素。流行病研究表明，健康人群双臂间的血压存在少许差异，在通常情况下，IASBPD<6mmHg。但 IASBPD 明显增大时，往往提示存在外周血管疾病。动脉粥样硬化、大动脉炎、主动脉缩窄及先天性上肢动脉畸形是 IASBPD 明显增大的常见原因。

（二）IASBPD 的测量方法和测值判读

Van 等对 240 例高血压患者进行双臂血压测量，对每一位患者分别采取同时测量及顺序测量 IASBPD，结果显示同时测量较先后测量值显著降低［（6.2 ± 6.7）mmHg/（3.3 ± 3.5）mmHg *vs.*（7.8 ± 7.3）mmHg/（4.6 ± 5.6）mmHg，P<0.01］。Willem 等对 22 项研究进行荟萃分析发现，IASBPD 同步测量差异明显小于顺序测量差异。因此，应采取同步测量血压的方式来评估臂间血压差异。一般认为，正常人群 IASBPD<10mmHg，若 ≥ 10mmHg，则为异常 IASBPD。我国高血压防治指南要求，首诊时应测量两上臂血压，以血压读数较高的一侧作为测量的上臂。IASBPD 是一项简便的指标，可以从患者身上直接测量得出数值。Clark 等汇总分析推荐 IASBPD 以 10mmHg 切点筛查锁骨下动脉狭窄较为合适。最近，中国医学科学院阜外医院的一项研究以选择性动脉造影作为“金标准”，纳入锁骨下动脉狭窄患者样本量目前为国际上最大，双侧肱动脉血压和脉搏容积图（pulse volume recording，PVR）为同步测量，并通过 ROC 曲线下面积计算各参数的最佳诊断切点，发现 IASBPD 诊断锁骨下动脉狭窄 ≥ 50% 的最佳切点为 9mmHg，比文献推荐的 10mmHg 低了 1mmHg。如果用 10mmHg 作为诊断切点对本研究人群进行验证，发现敏感性降低，而特异性无差异，提示以 9mmHg 作为诊断切点更为合适。

IASBPD 诊断锁骨下动脉狭窄受对侧共存狭窄的影响，若两侧狭窄程度相似，则 IASBPD 可能在正常范围内，此时容易漏诊。而双上臂 PVR 衍生参数脉搏波上行时间（upstroke time，UT）或脉搏波上行时间占比（upstroke time per cardiac cycle，UTCC）反映狭窄下游压力波形的变化，只与同侧肱动脉上游的狭窄程度有关，与对侧上肢动脉是否狭窄无关。中国医学科学院阜外医院的研究证实，UT 或 UTCC 诊断锁骨下动脉狭窄的敏感度均显著高于 IASBPD。相比 IASBPD 单一指标诊断锁骨下动脉狭窄，其联合 UT 或 UTCC 可显著提高诊断单侧和双侧锁骨下动脉狭窄的敏感度，尤其是提高了诊断双侧锁骨下动脉狭窄的敏感度。虽然 IASBPD 联合 UT 或 UTCC 的特异度有所下降，但仍能达到 70% 左右，作为一种筛查手段已经可以被接受。其中，IASBPD 联合 UTCC 相比于联合 UT，虽然敏感度无统计学差异，但特异度较高，故其诊断锁骨下动脉狭窄的准确度更高。

PVR 衍生参数诊断锁骨下动脉狭窄本身存在一定局限性。首先，UT 受以下几个因素影响，需要注意鉴别：①主动脉瓣或左室流出道严重狭窄患者，UT 延长，可导致假阳性，可通过听诊、超声心动图检查鉴别；②大动脉僵硬度很重的患者，反射压力波叠加在初始压力波上，假波峰导致 UT 延长，目前测量仪器难以准确识别出脉搏波波形中假波峰，易造成仪器的测量误差，可能需要专业人员手工测量；③心动过缓使 UT 延长，而心动过速使 UT 缩短，UTCC 系 UT 在一个脉搏时间中的占比，可在一定程度上矫正 UT 值。其次，同步四肢血压及脉搏波测量是血流动力学测量，只能判断上游动脉是否存在严重狭窄，而无法确定狭窄的具体位置、解剖特征和病变性质。

（三）IASBPD 的临床意义

1. 外周血管疾病　异常 IASBPD 常由一侧上臂动脉狭窄所致，而先天血管畸形和动脉粥样硬化等外周血管病都可导致上肢动脉管腔狭窄，因此异常 IASBPD 往往提示存在上臂外周血管病。此外，异常 IASBPD 也与下肢外周血管病有关。一项研究发现，IASBPD>5mmHg 与踝臂指数（ankle brachial index，ABI）<0.90 显著相关（*OR*=2.19，95% *CI* 1.60~3.03，*P*<0.01）。ABI 是踝臂部收缩压的比值，是诊断下肢外周动脉疾病的常用指标，IASBPD 与 ABI 的关系表明 IASBPD 和 ABI 一样，也可作为评价下肢外周动脉疾病的一项指标。此外，研究还发现异常 IASBPD 可能是颅内动脉狭窄的早期标志，但这还需要在长期队列研究中进一步验证。

2. 心血管疾病　Igarashi 等的研究发现，IASBPD 与心肌缺血面积和 ABI 存在明显正相关，63% 的患者经冠脉造影证实存在冠脉病变，因此异常 IASBPD 可能提示冠状动脉的潜在病变，这表明高 IASBPD 对冠心病具有潜在的预测作用。另一项队列研究结果显示，在 764 例高血压患者中，收缩压 IASBPD ≥ 5mmHg 和 ≥ 10mmHg 分别与心血管死亡（调整后 *HR*=2.63，95% *CI* 0.97~7.02；调整后 *HR*=2.96，95% *CI* 1.27~6.88）和全因死亡率（调整后 *HR*=1.67，95% *CI* 1.05~2.66；调整后 *HR*=1.63，95% *CI* 1.06~2.50）有关。此外，Kranenburg 等发现 IASBPD 每增加 5mmHg，心血管事件风险增加 12%。因此，异常 IASBPD 可以提示心血管疾病，并对其预后判断具有潜在意义。

3. 糖尿病　Clark 等的研究发现，在糖尿病患者中，IASBPD ≥ 10mmHg 与周围动脉病变相关（*OR*=3.4，95% *CI* 1.2~9.3）；IASBPD ≥ 15mmHg 与糖尿病视网膜病变（*OR*=5.7，95% *CI* 1.5~21.6）和慢性肾病（*OR*=7.0，95% *CI* 1.7~8.29）有关。上述表明，糖尿病患者异常的 IASBPD 可能提示其靶器官损害的情况，临床工作中对糖尿病患者常规测量 IASBPD 有助于疾病的评估。

4. 缺血性脑卒中 异常的 IASBPD 不仅可以提示外周血管疾病和冠心病，还与缺血性脑卒中存在一定关联。Wang 等通过 CT 血管造影对 885 例患者进行颅内动脉狭窄和颅外动脉狭窄检查，并同时测量其双臂血压。结果显示，臂间舒张压差异（inter-arm diastolic blood pressure difference，IADBPD）最高四分位数（ ≥ 4mmHg）的受试者患颅内动脉狭窄的风险显著增高（*OR*=2.109，95% *CI* 1.24~3.587）；IASBPD 最高四分位数（≥ 6mmHg）的受试者患颅外动脉狭窄的风险较高（*OR*=2.288，95% *CI* 1.309~3.998）。因此，异常的 IADBSD 或者 IASBPD 可能在中国人群中提示颅脑动脉狭窄的存在。

二、臂间舒张压差异

（一）血管内皮功能

血管内皮功能异常是动脉粥样硬化、高血压和心力衰竭的重要病理生理机制。目前，有几种无创方法用于评价血管内皮功能，如毛细血管的激光多普勒血流计、指动脉的外周动脉血压计，以及血流介导的内皮依赖性血管舒张反应检测肱动脉内皮功能的方法。其中，最后一种方法是最常用的方法。它的原理是正常血管在各种生理和 / 或化学刺激下（例如单臂短时缺血），会通过扩张血管来改变血管血流量以及分布，这种现象即是血流介导性血管扩张反应（flow mediated vasodilation，FMD）。早在 2002 年已有相关指南规范 FMD 的测量方法，2004 年有研究提出了一种测量上臂肱动脉 FMD 的标准化方法，并提出了降低操作中变异性的建议。FMD 被定义为充血后肱动脉内径的百分变化率，FMD 的计算公式为：FMD=（反应性充血后肱动脉内径 – 反应性充血前肱动脉内径）/ 反应性充血前肱动脉内径 ×100%。研究发现，单臂缺血实验后 IADBSD 可能是临床评估血管内皮功能的潜在指标。研究观察到短时缺血诱发缺血侧手臂肱动脉直径增加的百分比（ΔD/D0）与缺血臂在缺血前、后的 IADBPD（DBPb-p）（*r*=0.632，*P*<0.001），以及与缺血前、后 IADBPD 的变化值（ΔDBPl-r）（*r*=0.744，*P*<0.001）之间呈显著正相关（图 3-1）。这种短时缺血诱发缺血侧手臂肱动脉直径增加的百分比与 IADBPD 之间的正相关关系表明，缺血导致的 IADBPD 可能提示血管内皮功能状态。与用专门设备测量 FMD 相比，单臂缺血诱发 IADBPD 更简单、更经济，可能可以作为一种初步的血管内皮功能评估方法。

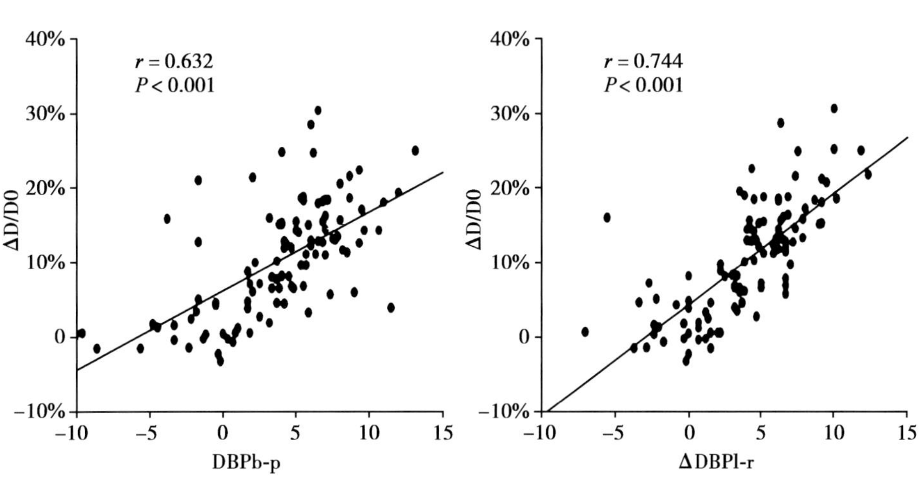

图 3-1　ΔD/D0 与 DBPb-p 和 ΔDBPl-r 的相关性

ΔD 指缺血前、后动脉直径变化值。ΔD/D0 指右肱动脉直径增加百分比。DBPb-p 指右臂缺血后 DBP 改变。ΔDBPl-r 指缺血后 DBPl-r 的变化（BPl-r 指左臂和右臂之间的 DBP 差）。

（二）年龄依赖性内皮功能障碍

有一项研究提示单臂运动引起的 IADBPD 可能受年龄影响。该研究将 120 例健康受试者分为三组，即青年组［(22.5 ± 1.5) 岁］、中年组［(42.8 ± 4.6) 岁］和老年组［(61.0 ± 7.0) 岁］。受试者们均进行右臂摇车运动，运动停止后同步测量即刻(0 分钟)、5 分钟、10 分钟、15 分钟两臂血压。测量结果发现，运动后即刻(0 分钟) 右臂舒张压水平相比基础舒张压水平三组均明显下降，左臂未发现明显变化。这导致了运动后双臂舒张压曲线的明显分离(图 3-2)，这种趋势在青年组尤为明显，中老年组其次。

对于 IADBPD 的幅度：基础臂间舒张压（DBPl-r）三个年龄组之间差值无明显区别，而运动后 DBPl-r 明显增大，在 0 分钟时尤明显。其幅度青年组［(14.5 ± 5.2) mmHg］明显大于中老年组［分别为(9.8 ± 7.0) mmHg、(8.8 ± 5.5) mmHg］，呈年龄递减趋势，相关分析显示即刻 DBPl-r 与年龄呈负相关(r=−0.359, P<0.05)。而运动前、后 IASBPD 及其检出率均无差异，各年龄组之间也无差异，不存在年龄相关。同样三组心率在运动后即刻均高于基线心率，随之慢慢恢复，其上升幅度三组比较也相似，无明显差异。研究表明，增龄可能是影响健康成年人单臂运动诱导 IADBPD 程度的重要因素，提示年龄依赖性血管内皮功能障碍。另外，该结果也提示在评估内皮功能时，应考虑年龄的影响。

（三）手臂运动对 IADBPD 的影响

许多研究已证实全身运动可诱导运动后低血压反应，提示血压测量前的单臂运动也可能对血压测值产生影响。研究发现，3 分钟的右臂肘屈伸运动引起右臂舒张压显著降低(平均降低 13.5mmHg)，而左臂舒张压显著升高(平均升高 6mmHg)(图 3-3)。因此，在血压测量前不仅要提醒受试者避免剧烈的全身运动，同时也要避免不必要的手臂运动,尤其是单侧手臂运动,从而得到真实的血压测值。

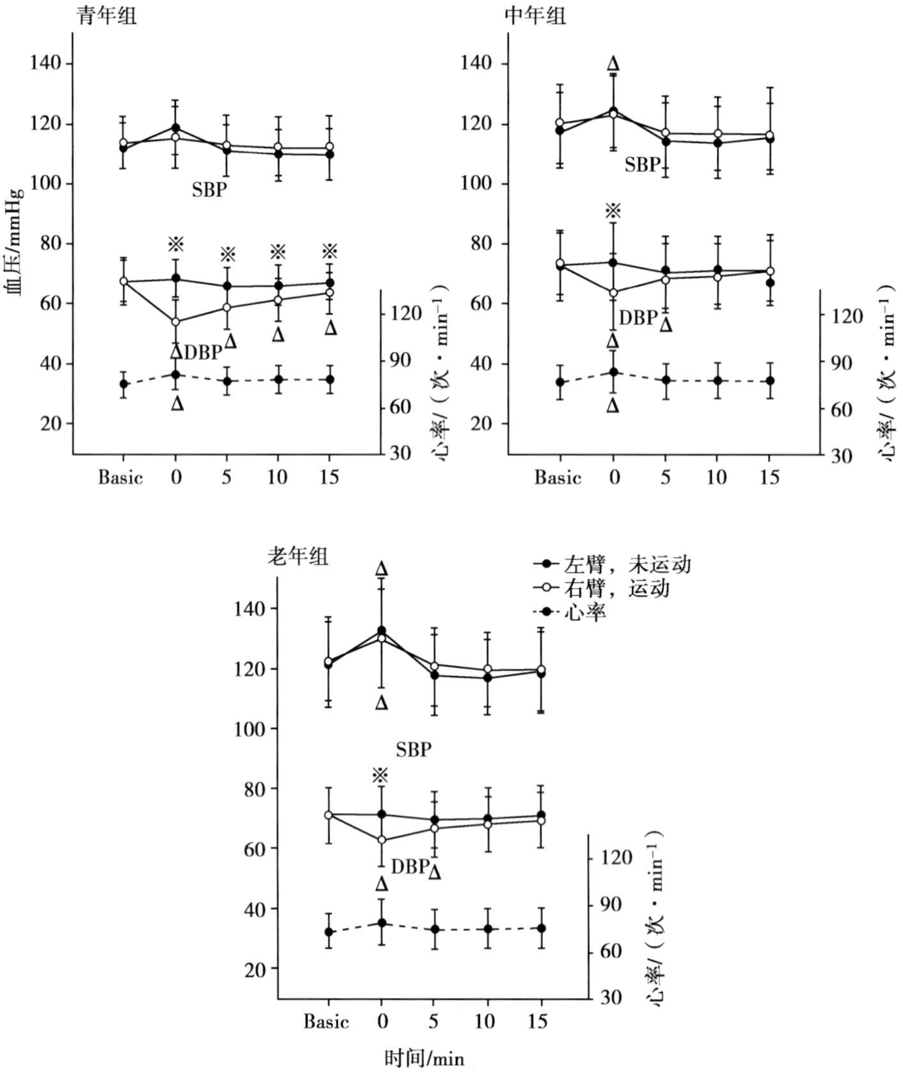

图 3-2 三组不同年龄受试者双臂血压以及心率变化曲线

$^{\Delta}$与基线比较,$P<0.05$。$^{※}$与右臂比较,$P<0.05$。

三、小结

异常的 IASBPD 和 PVR 往往表明存在严重锁骨下动脉狭窄,提示动脉粥样硬化负荷重,可能合并存在心脑血管狭窄,为心脑血管病患者的心血管风险和预后评估提供有用的信息。通过简单的单臂运动或短时缺血实验诱导 IADBPD,还可能获取受试者血管内皮功能相关信息。

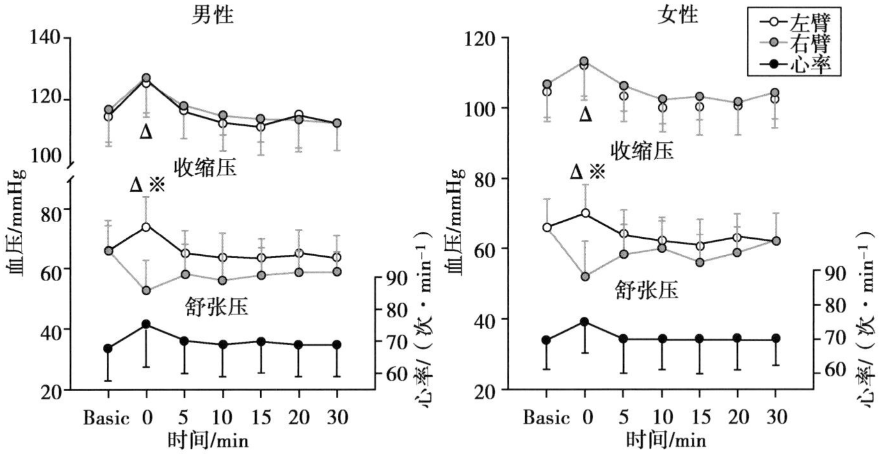

图 3-3　男性与女性中左、右手臂的血压和心率曲线

Δ与 0 分钟比较，$P<0.05$。※与左臂比较，$P<0.05$。

（董一飞　李　萍　冯颖青）

参考文献

［1］苏海 . 重视臂间血压差异 [J]. 中华高血压杂志 , 2011, 19 (2): 101-103.

［2］CLARK C E, TAYLOR R S, SHORE A C, et al. Association of a difference in systolic blood pressure between arms with vascular disease and mortality: a systematic review and meta-analysis [J]. Lancet, 2012, 379 (9819): 905-914.

［3］邓宇 , 华倚虹 , 陈阳 , 等 . 臂间收缩压差联合脉搏容积图诊断锁骨下动脉狭窄 [J]. 中国循环杂志 , 2020, 35 (6): 588-593.

［4］TOMIYAMA H, OHKUMA T, NINOMIYA T, et al. Simultaneously measured interarm blood pressure difference and stroke: an individual participants data meta-analysis [J]. Hypertension, 2018, 71 (6): 1030-1038.

［5］WANG Y, ZHANG J, QIAN Y, et al. Association of inter-arm blood pressure difference with asymptomatic intracranial and extracranial arterial stenosis in hypertension patients [J]. Sci Rep, 2016, 6: 29894.

［6］IGARASHI Y, CHIKAMORI T, TOMIYAMA H, et al. Clinical significance of inter-arm pressure difference and ankle-brachial pressure index in patients with suspected coronary artery disease [J]. J Cardiol, 2007, 50 (5): 281-289.

［7］CLARK C E, TAYLOR R S, BUTCHER I, et al. Inter-arm blood pressure difference and mortality: a cohort study in an asymptomatic primary care population at elevated cardiovascular risk [J]. Br J Gen Pract, 2016, 66 (646): e297-e308.

［8］KRANENBURG G, SPIERING W, DE JONG P A, et al. Inter-arm systolic blood pressure differences, relations with future vascular events and mortality in patients with and without manifest vascular disease [J]. Int J Cardiol, 2017, 244: 271-276.

[9] CLARK C E, STEELE A M, TAYLOR R S, et al. Interarm blood pressure difference in people with diabetes: measurement and vascular and mortality implications: a cohort study [J]. Diabetes Care, 2014, 37 (6): 1613-1620.

[10] MATSUI S, KAJIKAWA M, MARUHASHI T, et al. New assessment of endothelial function measured by short time flow-mediated vasodilation: Comparison with conventional flow-mediated vasodilation measurement [J]. Int J Cardiol, 2018, 265: 24-29.

[11] CORRETTI M C, ANDERSON T J, BENJAMIN E J, et al. Guidelines for the ultrasound assessment of endothelial-dependent flow-mediated vasodilation of the brachial artery: a report of the International Brachial Artery Reactivity Task Force [J]. J Am Coll Cardiol, 2002, 39 (2): 257-265.

[12] ALLEY H, OWENS C D, GASPER W J, et al. Ultrasound assessment of endothelial-dependent flow-mediated vasodilation of the brachial artery in clinical research [J]. J Vis Exp, 2014 (92): e52070.

[13] HU W T, LI J X, WANG J W, et al. Aging attenuates the interarm diastolic blood pressure difference induced by one-arm exercise [J]. Blood Press Monit, 2013, 18 (2): 107-110.

[14] MACDONALD J R. Potential causes, mechanisms, and implications of post exercise hypotension [J]. J Hum Hypertens, 2002, 16 (4): 225-236.

第四章

动脉硬化与靶器官损害

动脉硬化在形态学上表现为动脉管壁的胶原纤维沉积增加、弹性纤维疲劳断裂，在功能上表现为动脉管壁僵硬度增加、顺应性降低。其主要受增龄和传统心血管危险因素（如吸烟、肥胖、炎症、糖尿病、高脂血症、代谢综合征等）的影响。早期持续暴露于上述危险因素，还会使发生动脉硬化的年龄提前、进程加快、程度加重，临床上也称为早发血管衰老，目前其已被认为是心血管事件链的重要启动因子。

动脉硬化的危害性较大，一方面，可通过加快反射波传导速度并使其提前返回主动脉根部造成收缩压升高、舒张压下降，进而增加左室后负荷、降低舒张功能和冠状动脉血流，导致左心室肥大、心力衰竭（心衰）、缺血性心血管事件等心血管系统的损害；另一方面，动脉硬化可减弱大动脉的缓冲作用，通过传递过度的脉动应力损伤下游微循环，从而造成相应靶器官的损害，特别是具有高灌注、低阻力血管床的靶器官，如肾脏、大脑、胎盘、肝脏和睾丸（图 4-1）。

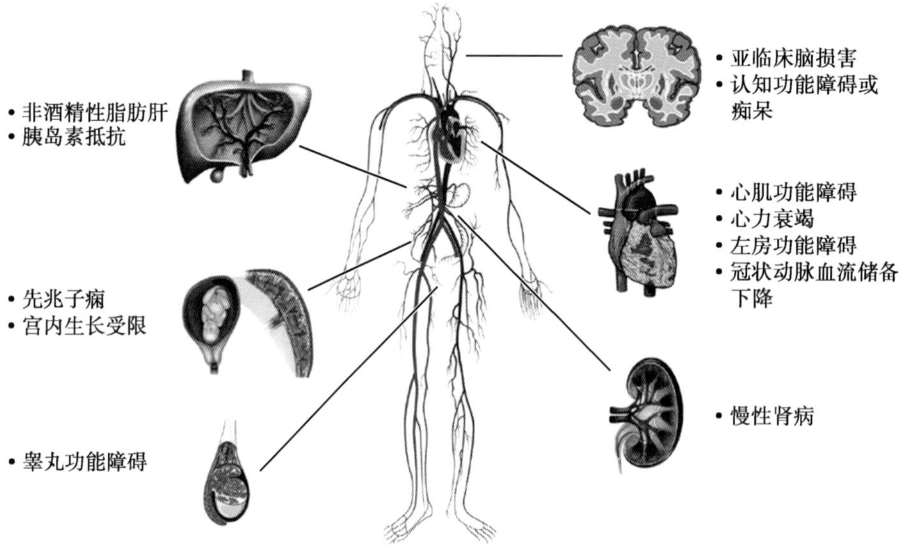

图 4-1　动脉硬化所致的靶器官损害

一、动脉硬化对心血管系统的损害

动脉硬化可导致心脏结构和功能的改变。动脉硬化早期可使收缩压升高、心脏后负荷增加，引起左室肥大和舒张功能下降，并可逐渐发展为收缩功能下降，最终引起心力衰竭。同时，动脉硬化还可通过降低舒张压而降低冠状动脉血流，造成心肌氧供需失衡，进而导致不稳定型心绞痛、急性心肌梗死等心血管事件（图 4-2）。

1. 左心室肥大　左心室肥大是心脏对系统性和区域性血流动力学改变作出反应的适应性过程。动脉硬化可通过升高收缩压而增加心脏后负荷，进而诱导左心室向心性重构。在横断面研究中，Vasan 等对 6 203 例研究对象进行分析后发现，颈股

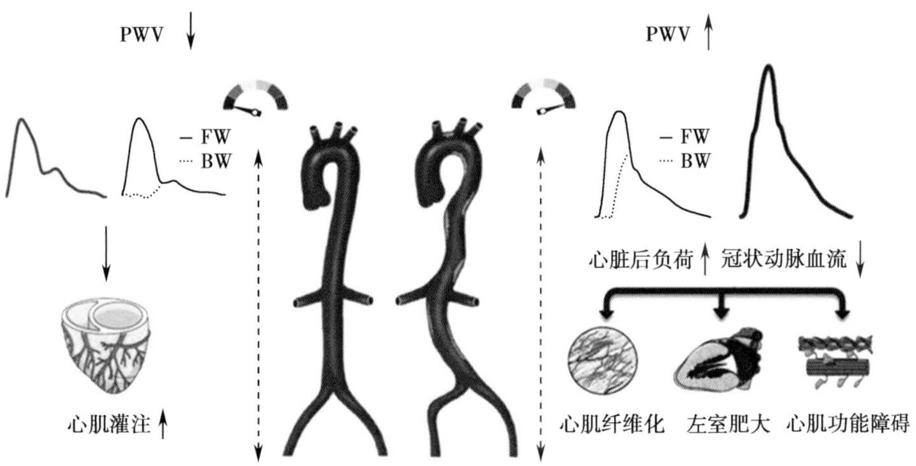

图 4-2 动脉硬化对心血管系统的影响

PWV，脉搏波传导速度；FW，前向波；BW，反向波。

脉搏波传导速度（carotid-femoral pulse wave velocity，cfPWV）和脉压（pulse pressure，PP）均与左室质量指数（left ventricular mass index，LVMI）的对数呈正相关（β 值分别为 0.037 和 0.018，P 均<0.001）。Watabe 等对 798 例参与者进行的分析显示，采用心电图诊断的左室肥大者的臂踝脉搏波传导速度（brachial ankle pulse wave velocity，baPWV）明显高于对照组（18.6m/s *vs*.16.6m/s，P<0.001），在校正平均动脉压、降压药和糖尿病等混杂因素后，baPWV 每增加 1 个标准差（4.3m/s），左室肥大的患病风险可增加 26%（*OR*=1.26，95% *CI* 1.03~1.53，P=0.022）。在动脉硬化多种族研究（Multi-Ethnic Study of Atherosclerosis，MESA）中，Ohyama 等对 2 093 例参与者（白种人占 40%，黑种人占 26%，华裔和西班牙裔分别占 14% 和 20%）进行分析后也发现，采用磁共振成像测量的主动脉弓 PWV 与左心室质量（B=0.53，P<0.05）及左心室质量 - 容积比（B=0.015，P<0.01）呈独立正相关。但在性别分层后，这种关联仅存在女性人群中。这与以往的研究结论一致，即在压力超负荷时，女性较男性更易发生左室向心性重构。

在前瞻性队列研究中，Vasan 等对 1 111 例弗莱明翰研究人群随访 10.3 年后发现，作为大动脉僵硬度的间接反映指标，PP 每增加 1 个标准差（19mmHg），左心室肥大（采用超声评估）的发生风险增加 45%（*OR*=1.45，95% *CI* 1.17~1.79，P<0.001）。Scuteri 等对 2 130 例意大利成年人随访 9.4 年的研究结果也显示，基线 cfPWV 每增加 1m/s，左心室肥大（采用超声评估）的发生风险增加 28%（*OR*=1.28，95% *CI* 1.15~1.38，P<0.001）。此外，一项包括 23 项研究（14 项随机对照试验和 9 项前瞻性队列研究）2 573 例研究对象的荟萃分析还证实，cfPWV 的变化与 LVMI 的变化呈显著正相关（R=0.61，P=0.003）。另外，cfPWV 每下降 1m/s，LVMI 可下降 6.9g/m^2。因此，动脉硬化是左心室肥大的一个独立危险因素，而动脉僵硬度的改善将有助于降低左心室质量。

2. 心力衰竭 详见第五章。

3. 缺血性心血管事件 动脉硬化可通过降低舒张压使冠状动脉血流下降，引起心肌氧供需失衡，同时动脉硬化也可促进冠状动脉粥样硬化的发生、发展，最终导致缺血性心血管事件。此外，心肌微血管损伤和重构也部分介导了动脉硬化所致的心血管事件。

在过去的 10 年，大量前瞻性队列研究证据表明，动脉硬化是致死性和非致死性心血管事件的独立危险因素。其中，一项包括 14 673 例日本人的荟萃分析结果显示，在平均随访 6.4 年后，baPWV 每增加 1 个标准差（3.85m/s），总心血管事件（包括缺血性心脏病、心血管死亡和卒中）的发生风险增加 19%。baPWV 为 12.89~14.52m/s、14.53~16.23m/s、16.24~18.75m/s 和 ≥18.76m/s 者发生心血管事件的风险分别是 baPWV<12.88m/s 者的 2.31 倍、2.53 倍、2.95 倍和 3.5 倍（*P* 均<0.01）。同时，该研究也发现，相比于高血压、糖尿病或心血管中高危人群，baPWV 与心血管事件的关联性在无高血压、无糖尿病或心血管低危人群中反而更强，这可能与心血管事件的主要发生途径不同有关。在高血压、糖尿病患者中，通过内皮功能障碍和血管炎症（而非动脉硬化）导致的心血管事件可能占据了主导地位。另一项包括 16 个前瞻性队列研究、17 635 例研究对象的荟萃分析结果也显示，在平均随访 7.7 年后，cfPWV 每增加 1m/s，心血管事件（包括致死性和非致死性心血管事件）发生风险增加 14%，心血管死亡风险增加 15%（图 4-3）。人群亚组分析显示，年轻人群的 cfPWV 与心血管事件的关联性明显强于老年人群，这可能归因于“健康的幸存者效应”，即由动脉硬化所致心血管疾病患者通常较早死亡。因此，目前认为，动脉硬化是心血管事件的独立预测因子，在心血管绝对风险较低的人群中，两者的关联性可能更强。

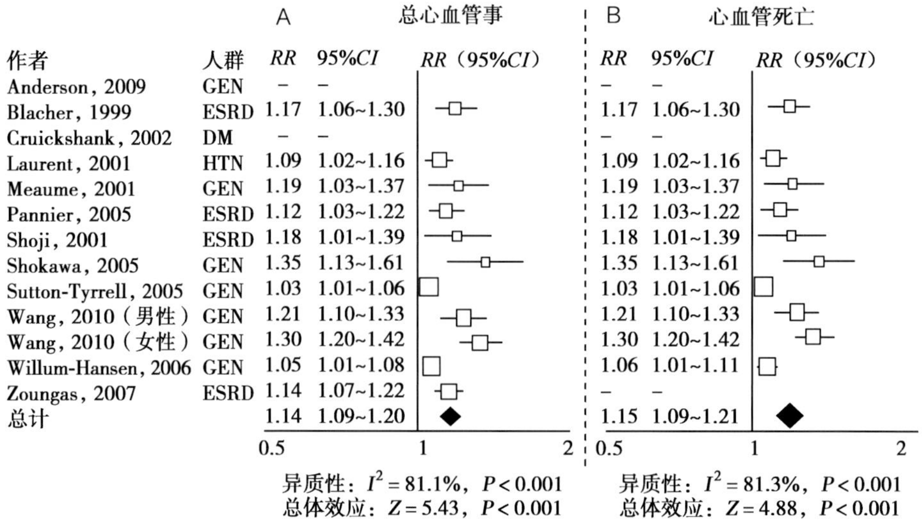

图 4-3 cfPWV 每增加 1m/s 对心血管结局影响的荟萃分析

GEN，一般人群；ESRD，终末期肾病；DM，糖尿病；HTN，高血压。

4. 心房颤动 动脉结构和功能的改变在心房颤动的发生、发展中起到了关键作用。其中，动脉硬化可通过升高收缩压而增加左室后负荷，引起左心结构重构和电重构，进而诱发心房颤动。此外，动脉硬化所致的高血压、心血管事件和心力衰竭还可通过激活交感神经 - 肾素 - 血管紧张素 - 醛固酮系统和促进致心律失常基质的释放等诱发和维持心房颤动。

在横断面研究中，Miyoshi 等进行的小样本（181 例参与者）病例对照分析发现，阵发性心房颤动患者的心 - 踝血管指数（cardio ankle vascular index，CAVI）明显高于对照组［(9.0 ± 1.0) *vs.* (8.7 ± 0.8)，$P<0.01$］，而且，CAVI 与左房直径（$r=0.22$，$P<0.01$）和左室质量指数（$r=0.32$，$P<0.01$）显著相关。在校正混杂因素后，CAVI 每增加 1 个单位仍与阵发性心房颤动有关联（$OR=1.83$，95% *CI* 1.15~2.92，$P=0.01$）。在社区循环风险研究中，Cui 等对 4 264 例年龄在 40~79 岁的参与者进行分析后发现，随着反射波增强指数（augmentation index，AIx）的递增，心房颤动的患病率逐渐增加，在校正相关混杂因素后，AIx 每增加 1 个标准差（11%）仍与心房颤动有关联（$OR=1.6$，95% *CI* 1.1~2.3，$P<0.01$）。

在前瞻性队列研究中，Mitchell 等对 5 331 例弗莱明翰心脏研究参与者平均随访 12 年后发现，在校正年龄、性别、吸烟、体重指数、平均动脉压等混杂因素后，PP 每增加 20mmHg，心房颤动的发生风险增加 26%。此外，PP 还可独立于基线左房直径、左室质量和左室缩短分数预测心房颤动的发生（$HR=1.23$，95% *CI* 1.09~1.39，$P=0.001$）。在 MESA 研究中，Roetker 等对 6 630 例年龄在 45~84 岁的参与者平均随访 7.8 年后也发现，在校正包括平均动脉压在内的混杂因素后，PP 每增加 1 个标准差（17.2mmHg），心房颤动发生风险增加 29%。Shaikh 等对 5 797 例年龄 ≥ 45 岁的弗莱明翰子代随访 7.1 年后则发现，在校正年龄、性别、体重指数、心率、吸烟等混杂因素后，基线 AIx 每增加 1 个标准差（12.4%），心房颤动的发生风险增加 16%。Chen 等对 5 220 例鹿特丹队列人群平均随访 7.5 年的研究结果也显示，在校正年龄、种族、降压药、吸烟史、糖尿病等混杂因素后，cfPWV 每增加 1 个标准差（3.1m/s）可使心房颤动的发生风险增加 15%，但在进一步校正身高、体重和血压后，这种关联消失。这可能与模型的过度校正有关，因为 cfPWV 本身包含了身高、体重和血压信息。因此，可以认为，动脉硬化是心房颤动发生的独立危险因素，而动脉僵硬度的改善可能会通过改善左心重构降低心房颤动发生风险。

5. 高血压 动脉硬化可引起反射波传导速度加快，并使其在收缩中晚期（而不是舒张期）提前返回主动脉根部，从而升高收缩压、降低舒张压，导致单纯收缩期高血压。另外，动脉硬化所致的内皮功能障碍和微血管损伤也参与了高血压的发生、发展过程。此外，动脉硬化还可通过降低弹性大动脉的缓冲作用和消耗多余脉动能量的能力造成血压异常波动，进而引起血压变异性增加。

众所周知，血压是动脉硬化的重要影响因素。大量横断面研究结果也均提示，高血压患者的动脉僵硬度显著高于血压正常人群。2010 年,欧洲动脉硬化协会进行的多中心研究证实,cfPWV 与血压存在线性关联,而且随着年龄的增长,两者的线性趋势愈发明显(图 4-4)。除血压外,动脉硬化还被证实与血压变异性显著相关。在 MESA 研究中,Shimbo 等对 7 200 例研究对象进行分析后发现,采用磁共振成像测量的主动脉膨胀性与长时(18 个月)收缩压变异性呈显著负相关($P<0.001$),进一步校正传统心血管危险因素和降压药后,这种关联仍然显著($P<0.001$)。Boardman 等对 152 例健康成年人的分析也发现,CAVI 与 24 小时收缩压变异性(r=0.24,$P<0.01$)和日间收缩压变异性(r=0.19,$P<0.05$)呈正相关。Schillaci 等对 3 000 例高血压患者进行的横断面研究结果也显示,无论在降压治疗组还是未治疗组,cfPWV 均与日间收缩压变异性、夜间收缩压变异性和 24 小时收缩压变异性呈显著正相关。在进一步校正混杂因素后,24 小时收缩压变异性仍与 cfPWV 有关联(B 值分别为 0.16 和 0.06,P 均<0.01)。

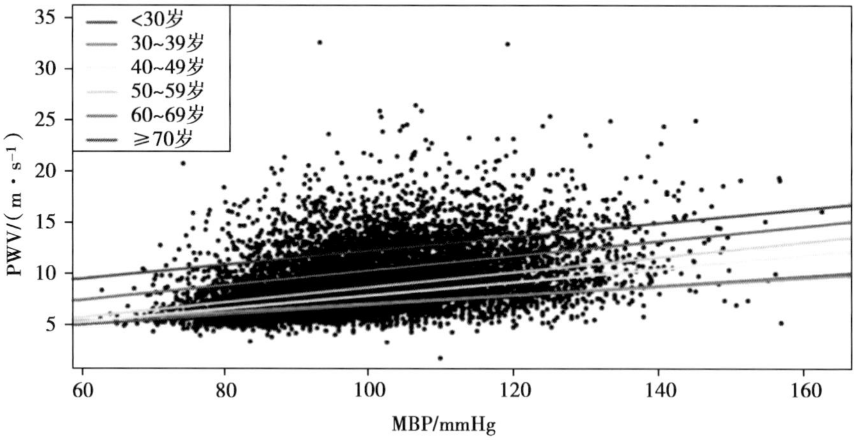

图 4-4　不同年龄人群中平均血压与脉搏波传导速度的关系

MBP,平均血压;PWV,颈 - 股脉搏波传导速度。

在前瞻性队列研究中,Liao 等对 6 992 例社区动脉粥样硬化风险研究(Atherosclerosis Risk in Communities,ARIC)人群平均随访 3.3 年,结果发现,采用超声评估的颈动脉弹性指标均与高血压发病存在显著关联。其中,颈动脉直径变化量每下降 1 个标准差(130μm),弹性系数、β 僵硬指数每增加 1 个标准差(分别为 51kPa、3.86U),高血压发生风险均增加约 15%。Panaretou 等对 2 512 例基线非高血压人群随访 4 年的研究结果也发现,采用超声测量的主动脉弹性指标如主动脉应变、膨胀性和僵硬指数均与高血压的发生存在显著关联,OR(95% CI)值分别为 0.90(0.80~0.94)、0.30(0.18~0.48)和 1.22(1.11~1.36),P 均<0.05。Kaess 等对来自美国弗莱明翰和马萨诸塞州的 1 759 例研究对象平均随访 6.5 年的研究结果则显示,在校正多种混杂因素后,前向波振幅、cfPWV 每增加 1 个标准差(分别为 12mmHg、3.1m/s),分别可使收缩压增加 1.3mmHg 和

1.5mmHg，高血压发生风险分别增加 60% 和 30%。而 AIx 每增加 1 个标准差（13%），可使高血压发病风险增加近 70%。该研究也因此认为，改善动脉僵硬度可能是预防高血压发生的潜在重要靶点。

然而，也有研究认为，升高的血压可通过促进细胞外基质的合成引起动脉壁厚度增加和结构硬化。同时，升高的血压增加了血管壁僵硬成分的负荷，并可使血管平滑肌细胞和细胞外基质重新分布，进而增加动脉僵硬度。从此方面来看，高血压可促进动脉硬化的发生，并可加速动脉硬化的进展。因此，动脉硬化与高血压可能互为因果，相互加重（图 4-5）。另外，动脉硬化还可通过增加的血压变异性导致靶器官损害和心血管事件的发生。

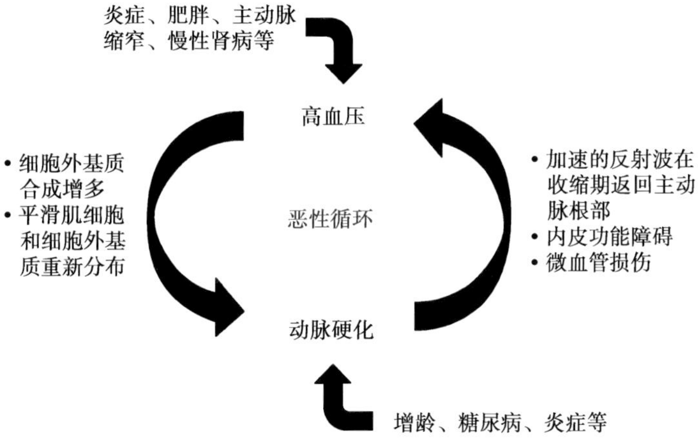

图 4-5　动脉硬化与高血压的关系

6. 动脉瘤　动脉硬化与动脉瘤均为动脉中膜层的退行性病变，具有共同病理生理学基础（胶原蛋白 / 弹性蛋白比例失调）和共同的高危因素（如增龄、吸烟、高血压、高血脂、糖尿病等）。因此，既往认为两者为伴发状态。但近年来也有少量证据表明，动脉硬化先于动脉瘤发生。动脉硬化所致的弹性纤维网的损伤和断裂可进一步导致动脉壁扩张，而动脉瘤可能是动脉管壁退变的终末阶段。

在横断面研究中，Fantin 等的小样本（28 例中老年参与者）研究结果提示，采用超声测量的中央动脉顺应性对数与腹主动脉直径呈显著正相关（r=–0.72，P<0.001）。在校正年龄、性别、体重指数、收缩压和总胆固醇后，中央动脉顺应性对数仍与腹主动脉直径有关联（B=–0.78，P<0.001）。Sonesson 等对 121 例住院治疗的腹主动脉瘤患者进行分析后发现，无论在男性还是女性中，腹主动脉瘤患者的腹主动脉僵硬指数（采用超声评估和计算）和颈动脉僵硬指数均明显高于正常人群。其中，男性和女性腹主动脉瘤患者腹主动脉僵硬指数分别较正常人群增加 189% 和 435%，颈动脉僵硬指数分别较正常人群增加 131% 和 149%。Abbas 等对 46 例男性腹主动脉瘤患者的区域性 PWV（采用相位

对比磁共振成像评估）进行了分析，结果显示，腹主动脉瘤患者的胸主动脉 PWV 显著高于对照组（9.9m/s *vs.* 8.1m/s，$P<0.001$），而两组腹主动脉 PWV 却并无显著差异（10.7m/s *vs.* 10.1m/s，$P=0.40$）。在校正相关混杂因素后，胸主动脉 PWV 仍与腹主动脉瘤直径有关联（$\beta=0.19$，$P<0.05$），而腹主动脉 PWV 与腹主动脉瘤直径无显著关联。该研究也因此认为，动脉管壁的僵硬可能被 PWV 与血管直径之间的反向关系所抵消。此外，其他横断面研究结果还显示，腹主动脉瘤患者的 CAVI、AIx 等动脉硬化指标也明显高于正常对照组。相似的结果也被发现于颅内动脉瘤患者中。

在一项前瞻性队列研究中，Yao 等对 14 573 例 ARIC 参与者平均随访 22.5 年后发现，基线颈动脉僵硬指数增加是腹主动脉瘤发生的独立危险因素。腹主动脉瘤的发病率随着僵硬指数增加而递增，在僵硬指数四分位组（<8.17、8.18~10.28、10.29~13.05、>13.05）中，腹主动脉瘤的发病率分别为 1.05/ 千人年、1.91/ 千人年、2.25/ 千人年和 2.55/ 千人年。在校正年龄、性别、吸烟、血脂、血压等混杂因素后，颈动脉僵硬指数第二分位组、第三分位组、第四分位组发生腹主动脉瘤的风险分别为第一分位组的 1.61（95% *CI* 1.12~2.31）倍、1.62（95% *CI* 1.12~2.33）倍和 1.68（95% *CI* 1.16~2.43）倍。因此，无论是伴发状态、因果关系，还是动脉管壁退变的不同阶段，我们都不能忽视动脉硬化与动脉瘤之间的密切关联。更多的前瞻性队列研究和实验研究可能有助于对两者关系的进一步理解，并为改善动脉瘤的不良预后提供帮助。

二、动脉硬化对心血管系统以外的靶器官损害

在全身各器官中，肾脏、大脑、胎盘、肝脏和睾丸均存在高灌注、低阻力血管床系统，这也为脉动应力的有效传递提供了便利条件。因此，当动脉硬化发生时，弹性大动脉缓冲作用减弱，增加的脉动应力和剪切力会优先损伤这些器官的微血管系统，从而造成这些器官的功能障碍。

1. 肾脏　肾脏是所有器官中血流速度最高、血管阻力最低的器官。这种低阻力 / 高血流量状态使肾脏微循环易受动脉硬化所致高脉动应力和剪切力的损伤。尽管肾脏入球和出球小动脉具有一定的自动调节能力，但持续暴露于升高的血压脉动中仍会诱发微血管重构，从而降低肾灌注、损害肾小球，导致蛋白尿和肾小球滤过率下降。

大量前瞻性队列研究证据显示，动脉僵硬度增加是慢性肾脏病（chronic kidney disease，CKD）发生的独立危险因素。在弗莱明翰心脏研究中，Vasan 等对 4 215 例参与者平均随访 10 年的研究结果显示，在校正年龄、性别、血压、血糖、血脂、降压药、降糖药等混杂因素后，cfPWV 每增加 1 个标准差（2.3m/s），新发微量白蛋白尿风险增加 28%（$OR=1.28$，95% *CI* 1.02~1.61，$P<0.05$）。Scuteri 等对 2 130 例意大利参与者平均随访 9.4 年后也发现，在校正传统心血管危险因素后，cfPWV 每增加 1m/s，CKD［估测肾

小球滤过率(estimated glomerular filtration rate,eGFR)<60ml/(min·1.73m^2)]发生风险可增加 22%(OR=1.22,95% CI 1.07~1.39,P=0.01)。在鹿特丹队列研究中,Sedaghat 等对 3 666 例参与者平均随访 11 年,结果提示,在校正相关混杂因素后,基线 PP 每增加 1 个标准差(15.5mmHg)可使 eGFR 年平均下降 0.13ml/(min·1.73m^2),CKD[eGFR<60ml/(min·1.73m^2)]发生风险增加 10%(OR=1.10,95% CI 1.03~1.17,P=0.002)。颈动脉扩张系数每下降 1 个标准差(4.6×10^{-3}kPa),可使 eGFR 年平均下降 0.07ml/(min·1.73m^2),CKD 发生风险增加 13%(OR=1.13,95% CI 1.05~1.22,P=0.001)。该研究也因此认为,大动脉僵硬度可能是延缓肾功能下降的一个干预靶点。Varik 等对 222 例基线无肾脏疾病、年龄≥40 岁的参与者随访 5.6 年后同样发现,基线 cfPWV 是 eGFR 下降的独立危险因素(β=–0.18,95% CI –0.30~–0.06,P=0.004),而且随着年龄的增加,cfPWV 与肾功能的关联被逐渐放大。此外,在高血压前期、高血压、糖尿病、慢性阻塞性肺疾病等亚组人群中,也发现动脉硬化与蛋白尿之间有关联。

然而,CKD 也被证实可通过以下途径引起动脉硬化。首先,肾功能受损导致的骨代谢和矿物质代谢失调、炎症因子释放可显著增加动脉僵硬度;其次,CKD 患者肾素 - 血管紧张素 - 醛固酮系统和交感神经系统的过度激活也会对动脉僵硬度产生不利影响。因此,目前认为,动脉硬化和 CKD 具有双向关系,两者可形成恶性循环,相互加重,共同促进心血管疾病的发生、发展(图 4-6)。

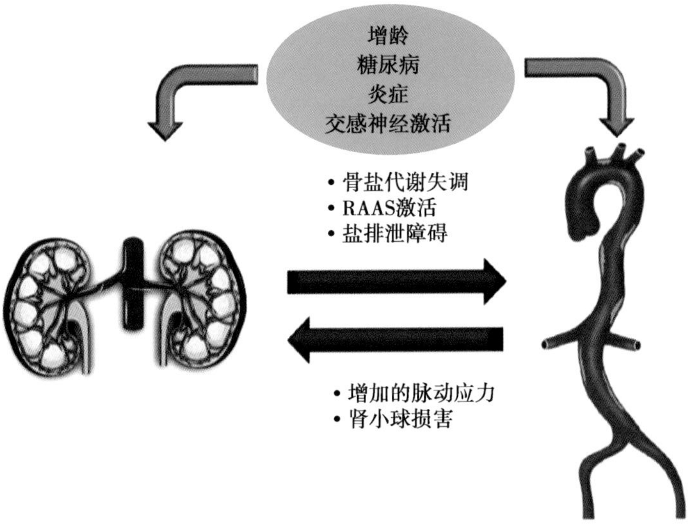

图 4-6　动脉硬化与肾脏的关系

RAAS,肾素 - 血管紧张素 - 醛固酮系统。

2. 大脑　大脑占成年人平均体重的 2%,但要消耗身体 25% 的葡萄糖和 20% 的氧气来满足代谢需求。因此,大脑同样具有高流量、低阻力的血管床系统,这也决定其容易受到动脉硬化所致高脉动应力的损伤(图 4-7)。随着动脉僵硬度的增加,增强的脉动能量通过颈动脉和椎动脉传导至大脑微循环,引起微血管重构、破裂和氧输送受损。长期暴露于高血流脉动,还会使大脑的自我调节能力下降,引发大脑结构和功能性改变。因此,动脉硬化也被认为是脑血流动力学障碍的关键启动因素。

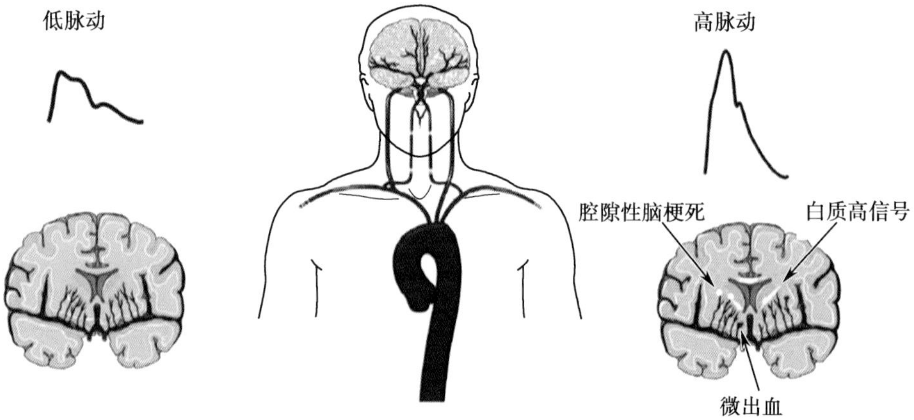

图 4-7　动脉硬化对大脑的影响

大量流行病学研究结果显示,动脉硬化与大脑结构和功能损害密切相关,特别是脑小血管病变,如白质高信号、腔隙性脑梗死、脑深部微出血等。在横断面研究中,Jefferson 等对 155 例具有正常认知功能的老年人群进行分析后发现,采用磁共振成像测量的主动脉 PWV 与区域性(额叶)脑血流量呈显著负相关(β=–0.43,P=0.04),与整体的脑血管反应性呈显著正相关(β=0.11,P=0.02),在具有阿尔茨海默病遗传倾向(携带载脂蛋白 E4 基因)的亚组人群中,这种关联更加紧密。该研究也因此认为,尽管脑血管存在较高的储备能力,但动脉硬化仍可导致区域性脑灌注下降。Coutinho 等对 812 例基线无心肌梗死和脑卒中病史的参与者进行分析后发现,cfPWV 与白质高信号容积对数呈显著正相关(r=0.42,P<0.001),在校正年龄、性别、体重指数、高血压、糖尿病等混杂因素后,cfPWV 与白质高信号容积对数仍存在显著的线性关联(β=0.03,P=0.002)。Hatanaka 等对 363 例参与者进行分析后也发现,腔隙性脑梗死患者的 baPWV 明显高于正常对照组(18.0m/s *vs*.16.1m/s,P<0.001)。在校正相关混杂因素后,baPWV 为 14.8~17.3m/s 和>17.3m/s 者与腔隙性脑梗死仍存在显著关联,*OR*(95% *CI*)值分别为 2.36(1.09~5.12)和 2.46(1.17~5.14)。Ochi 等对 443 例老年参与者(平均年龄 67 岁)的分析显示,脑微出血患者的 baPWV 显著高于正常者(1 820cm/s *vs*.1 645cm/s,P=0.014),在校正年龄、性别、体重指数、血脂、糖尿病、高血压后,baPWV ≥ 1 500cm/s 与脑微出血存在显著关联(*OR*=6.05,95% *CI* 1.09~114,P<0.05)。Tsao 等对无脑卒中和痴呆史的 1 587 例弗莱明翰子代进行分析后发现,在校正混杂因素后,cfPWV 与大脑总容量

呈负向关联(β=-0.07, P<0.05),与白质高信号容积(β=0.07, P<0.05)和无症状脑梗死(OR=1.45,95% CI 1.10~1.90, P<0.01)呈正向关联,而且年龄亚组分析提示,这些关联在老年人群(>65 岁)中更加强烈。此外,Maillard 和 Schmahmann 等的横断面研究结果还显示,cfPWV 与大脑灰质密度呈显著负相关,而且这种相关性也随年龄的增加而增强。

在前瞻性队列研究中,King 等对 1 270 例达拉斯心脏研究参与者平均随访 7 年后发现,在校正相关混杂因素后,采用磁共振成像测量的主动脉弓 PWV(m/s)每增加 1%,白质高信号容积(ml)增加 0.3%。Hazzouri 等对 2 488 例老年人群(70~79 岁)平均随访 9 年后发现,在校正混杂因素后,基线 cfPWV<6.5m/s、6.5~6.9m/s、>6.9m/s 者的改良 MMSE 评分年平均下降分别为 0.30 分、0.46 分和 0.45 分,并且与基线 cfPWV<6.5m/s 者相比,cfPWV 为 6.5~6.9m/s 和>6.9m/s 者发生认知功能损害(定义为末次随访的 MMSE 评分较基线下降 ≥5 分)的风险分别增加了 40%(OR=1.40,95% CI 1.03~1.92)和 59%(OR=1.59,95% CI 1.16~2.18)。因此,目前认为,动脉硬化是脑小血管病变的独立危险因素,并可能因此导致脑结构和功能性病变。

3. 胎盘　由于胎儿代谢的需要,胎盘通常处在高血流量和低血管阻力状态,是仅次于肾脏的高血流量器官。因此,原则上,胎盘也易受脉动应力增加的影响。但正常情况下,为满足心排出量增加的需求,妊娠期的动脉僵硬度呈下降趋势。只有当妊娠妇女处于先兆子痫等病理状态时,动脉僵硬度才会明显增加。但也有研究认为,动脉硬化早于先兆子痫发生,并可作为先兆子痫的预测因子。此外,荟萃分析也表明,cfPWV 增加与胎儿宫内生长受限有关,但具体的致病机制尚待进一步研究。

4. 肝脏　肝脏接收多达 25% 的心排出量,而肝动脉提供约 1/3 的肝血流。因此,肝动脉系统也表现出高流量、低阻力的血管床特征。肝动脉下游的微血管系统不断调节动脉血流,以保证流向肝脏的总血流量不变,这一调节过程被称为肝动脉的缓冲效应,它被认为是维持代谢稳态的重要机制。当动脉硬化发生时,肝动脉缓冲效应受到损害,从而使与肝脏相关的代谢性疾病发生风险增加。其中,非酒精性脂肪性肝病是最常见的肝脏代谢性疾病,可发展为非酒精性脂肪性肝炎、肝硬化。多项研究表明,非酒精性脂肪性肝病和动脉硬化之间存在相关性。队列研究结果显示,在合并糖尿病的非酒精性脂肪性肝病患者中,增加的动脉僵硬度与晚期肝纤维化发生密切相关。因此,动脉硬化可能参与了非酒精性脂肪性肝病和肝胰岛素抵抗的进展。

5. 睾丸　睾丸功能和动脉硬化之间也具有双向关系。雄激素受体可以调节血管功能,相反,动脉硬化也影响睾丸微血管功能。在老年男性中,较低的雄激素水平与较高的动脉僵硬度独立相关。睾丸同样表现出低阻力血管床的特征,提示血管内脉动应力的增加可能损害睾丸微循环。而完整的睾丸微血管系统对维持睾丸组织的氧输送和吸收至关重要。在动物模型中，即使存在完整的间质细胞功能，睾丸血流调节能力的降低也足以影响睾酮的分泌。

6. 胰腺 胰腺是人体重要的内分泌和外分泌器官，其血流供应相对丰富，主要来源于腹腔干分支和肠系膜上动脉。胰腺功能障碍可引起多种代谢性疾病，其中最常见的为糖尿病。既往研究已经证实，糖尿病和糖尿病前期人群的动脉僵硬度明显高于正常人群，而且动脉硬化与糖尿病的多种并发症显著相关。可能的机制包括：内皮功能损伤、慢性炎症、增强的氧化应激与交感神经激活、胞内信号干扰等。而新近的前瞻性队列研究结果则显示，动脉僵硬度增加是新发糖尿病的独立危险因素。尽管目前尚无直接的证据表明动脉硬化可通过微血管损伤造成胰腺（特别是 β 细胞）损伤，但有间接证据显示，与无显著血流动力学效应的降压药物（利尿剂和 β 受体阻滞剂）相比，改善动脉僵硬度的降压药物（血管紧张素转换酶抑制剂、血管紧张素受体拮抗剂、钙通道阻滞剂）可显著降低糖尿病发生风险。此外，动物实验研究也显示，胰岛周围微血管的缺陷可使大鼠胰岛素分泌明显减少、血糖显著升高。因此，未来进一步研究动脉硬化与胰腺损伤的关系，对探寻糖尿病新的治疗靶点和预防策略十分关键。

三、动脉硬化的临床干预

动脉硬化既是一个自然生理过程，也是多种危险因素参与的病理过程，其中遗传、环境、生活方式等均参与了动脉硬化的调控。加强防控动脉硬化的危险因素、通过调控对动脉硬化的可逆机制进行干预是目前临床抗动脉硬化的有效手段。

1. 生活方式干预

(1) 规律、健康的饮食方式已被证明有益于血管健康。一项来自欧洲的多中心研究结果显示，在平均随访 1 年后，地中海饮食（以蔬菜、水果、鱼类、五谷杂粮、豆类和橄榄油为主）可显著降低老年人群的收缩压和动脉僵硬度。然而，不吃早餐或早餐摄入能量不足可明显增加动脉僵硬度。

(2) 肥胖是血管疾病的独立危险因素，肥胖所造成的一系列病理、生理改变可加速动脉硬化。荟萃分析结果提示，在无心血管病史的人群中，超重或肥胖者的 PWV 和 AIx 明显高于正常体重者。因此，控制体重可能是延缓、逆转动脉硬化的重要措施。

(3) 吸烟加速血管老化，并与动脉粥样硬化性心血管疾病密切相关，戒烟可降低血管疾病风险，任何人群均能从戒烟中获益。荟萃分析结果显示，无论急性吸烟、慢性吸烟还是被动吸烟，动脉僵硬度均可显著增加。但在戒烟半年后，动脉僵硬度可显著回落。

(4) 运动可改善血管功能，延缓血管衰老。其中，有氧运动对血管的益处最大，可改善动脉顺应性、降低动脉僵硬度、恢复血管弹性。荟萃分析结果显示，有氧运动或有氧运动联合阻力训练可显著降低动脉僵硬度。另一项荟萃分析结果也显示，每天行走的步数与 PWV 呈显著负相关。

2. 药物干预

（1）针对危险因素的药物：传统治疗危险因素的药物被发现具有改善血管功能、降低动脉僵硬度、延缓血管衰老的作用，包括针对高血压的降压药如血管紧张素转换酶抑制剂、血管紧张素受体拮抗剂、钙通道阻滞剂、螺内酯等，他汀类药物，噻唑烷二酮类降糖药。

（2）改善内皮功能的药物：血管衰老的重要病理基础为血管硬化和内皮功能障碍，前列腺素具有扩张微循环、抑制血小板聚集和改善血管内皮的作用。前列腺素类物质是人体内源性物质，可延缓血管损伤，修复血管内皮，安全性较高。

（3）改善动脉管壁特性的药物：如血管钙化抑制剂、内源性钙化抑制途径的激动剂、胶原蛋白交联抑制剂、盐皮质激素受体拮抗剂、弹性蛋白酶抑制剂、一氧化氮和微小核糖核酸等。这些药物被认为可从根本上改善或逆转动脉硬化，但其中的大部分尚处于试验阶段。

四、小结

动脉硬化不仅是心血管疾病的重要致病因素，而且可造成其他多个重要靶器官的损害，严重威胁人类的健康。因此，深入认识动脉硬化的机制、评价指标以及管理措施，将为血管相关性疾病提供新的研究靶点，同时也有助于血管相关疾病的防治，从而提高患者的生活质量，降低医疗费用。血管正常老化虽不可逆，但早期发现动脉硬化并及时干预是防治心脑血管疾病和相关靶器官损害的新方向。此外，进一步研究有效的治疗方法以延缓甚至逆转动脉硬化，仍是降低心血管病发病率的关键。

（吴寿岭　季春鹏）

参考文献

[1] VASAN R S, SHORT M I, NIIRANEN T J, et al. Interrelations between arterial stiffness, target organ damage, and cardiovascular disease outcomes [J]. J Am Heart Assoc, 2019, 8 (14): e012141.

[2] WATABE D, HASHIMOTO J, HATANAKA R, et al. Electrocardiographic left ventricular hypertrophy and arterial stiffness: the Ohasama study [J]. Am J Hypertens, 2006, 19 (12): 1199-1205.

[3] OHYAMA Y, AMBALE-VENKATESH B, NODA C, et al. Association of Aortic Stiffness With Left Ventricular Remodeling and Reduced Left Ventricular Function Measured by

Magnetic Resonance Imaging: The Multi-Ethnic Study of Atherosclerosis [J]. Circ Cardiovasc Imaging, 2016, 9 (7): e004426.
[4] SCUTERI A, MORRELL C H, FEGATELLI D A, et al. Arterial stiffness and multiple organ damage: a longitudinal study in population [J]. Aging Clin Exp Res, 2020, 32 (5): 781-788.
[5] VAN DER WAAIJ K M, HEUSINKVELD M H G, DELHAAS T, et al. Do treatment-induced changes in arterial stiffness affect left ventricular structure？ A meta-analysis [J]. J Hypertens, 2019, 37 (2): 253-263.
[6] KANG S, FAN H M, LI J, et al. Relationship of arterial stiffness and early mild diastolic heart failure in general middle and aged population [J]. Eur Heart J, 2010, 31 (22): 2799-2807.
[7] CHOW B, RABKIN S W. The relationship between arterial stiffness and heart failure with preserved ejection fraction: a systemic meta-analysis [J]. Heart Fail Rev, 2015, 20 (3): 291-303.
[8] TSAO C W, LYASS A, LARSON M G, et al. Relation of Central Arterial Stiffness to Incident Heart Failure in the Community [J]. J Am Heart Assoc, 2015, 4 (11): e002189.
[9] PANDEY A, KHAN H, NEWMAN A B, et al. Arterial Stiffness and Risk of Overall Heart Failure, Heart Failure With Preserved Ejection Fraction, and Heart Failure With Reduced Ejection Fraction: The Health ABC Study (Health, Aging, and Body Composition)[J]. Hypertension, 2017, 69 (2): 267-274.
[10] OHKUMA T, NINOMIYA T, TOMIYAMA H, et al. Brachial-Ankle Pulse Wave Velocity and the Risk Prediction of Cardiovascular Disease: An Individual Participant Data Meta-Analysis [J]. Hypertension, 2017, 69 (6): 1045-1052.
[11] VLACHOPOULOS C, AZNAOURIDIS K, STEFANADIS C. Prediction of cardiovascular events and all-cause mortality with arterial stiffness: a systematic review and meta-analysis [J]. J Am Coll Cardiol, 2010, 55 (13): 1318-1327.
[12] CUI R, YAMAGISHI K, MURAKI I, et al. Association between markers of arterial stiffness and atrial fibrillation in the Circulatory Risk in Communities Study (CIRCS)[J]. Atherosclerosis, 2017, 263: 244-248.
[13] Reference Values for Arterial Stiffness' Collaboration. Determinants of pulse wave velocity in healthy people and in the presence of cardiovascular risk factors: 'establishing normal and reference values' [J]. Eur Heart J, 2010, 31 (19): 2338-2350.
[14] LIAO D, ARNETT D K, TYROLER H A, et al. Arterial stiffness and the development of hypertension. The ARIC study [J]. Hypertension, 1999, 34 (2): 201-206.
[15] SAFAR M E, ASMAR R, BENETOS A, et al. Interaction Between Hypertension and Arterial Stiffness [J]. Hypertension, 2018, 72 (4): 796-805.
[16] SEDAGHAT S, MATTACE-RASO F U, HOORN E J, et al. Arterial Stiffness and Decline in Kidney Function [J]. Clin J Am Soc Nephrol, 2015, 10 (12): 2190-2197.
[17] SAFAR M E, LONDON G M, PLANTE G E. Arterial stiffness and kidney function [J]. Hypertension, 2004, 43 (2): 163-168.
[18] TSAO C W, SESHADRI S, BEISER A S, et al. Relations of arterial stiffness and endothelial function

to brain aging in the community [J]. Neurology, 2013, 81 (11): 984-991.

[19] 张存泰 , 陶军 , 田小利 , 等 . 血管衰老临床评估与干预中国专家共识 (2018)[J]. 中华老年病研究电子杂志 , 2019, 6 (1): 1-8.

[20] CHIRINOS J A, SEGERS P, HUGHES T, et al. Large-Artery Stiffness in Health and Disease: JACC State-of-the-Art Review [J]. J Am Coll Cardiol, 2019, 74 (9): 1237-1263.

第五章

大动脉僵硬对心功能的影响

一、大动脉僵硬与心脏功能

1. 动脉僵硬度与压力波反射的病理生理学　健康人心脏收缩期，主动脉顺应性好，通过扩张延长等“缓冲”功能，将左室发射的脉冲压流波转化为稳态连续的压流波前传进入微循环，即 Windkessel 效应（图 5-1）。大动脉僵硬时，“缓冲”功能逐步丧失，脉压增大，前向波的波动性压力增大，可能加速损害器官微循环。

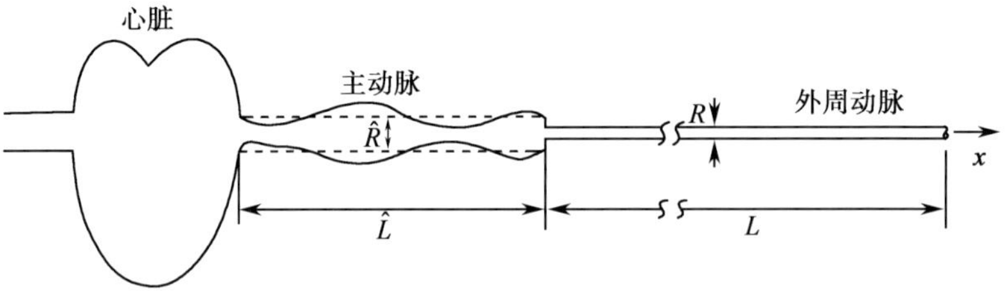

图 5-1　Windkessel 弹性模型

左心室射血发射前向波沿动脉树向外周血管传播，遇到阻抗不匹配部位（血管分叉、口径变小和僵硬梯度等），发生波反射，向心脏返回（图 5-2）。健康青年人大动脉僵硬度低，反射波速度慢，叠加于心动周期舒张期，增加舒张压和冠脉灌注。衰老或血管疾病时，主动脉僵硬增大，反射波速度快，提早到达心动周期的收缩期，中心动脉收缩压升高，增加收缩期后负荷；另外，舒张期失去反射波增压，中心动脉舒张压降低，脉压增宽，降低冠脉灌注压和减少血流储备，诱发内膜下心肌缺血（图 5-3）。这种病理生理效应会导致左心室重构、心肌纤维化、损害舒张功能、减少收缩功能，进而发展为心力衰竭（图 5-4）。

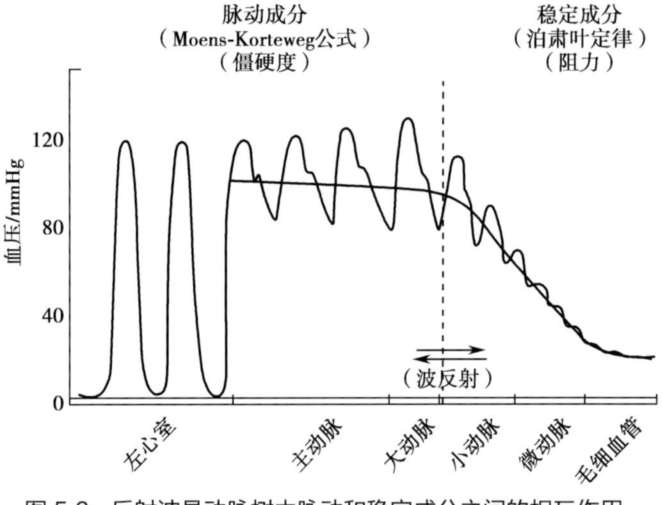

图 5-2　反射波是动脉树中脉动和稳定成分之间的相互作用，主要发生于小动脉和微动脉

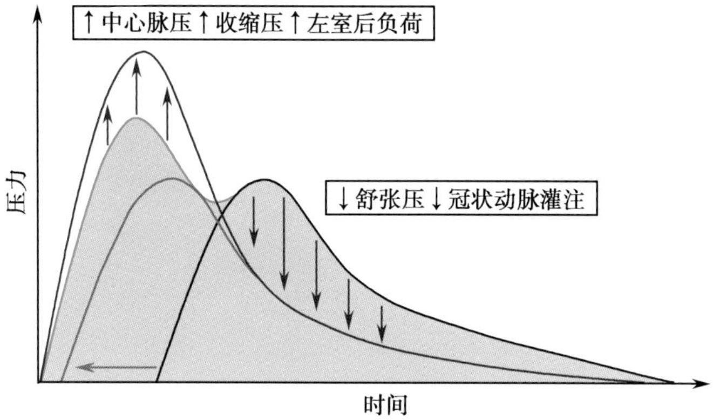

图 5-3 大动脉年轻健康时反射波返回落在舒张期，衰老或血管疾病时反射波提早返回落在收缩期

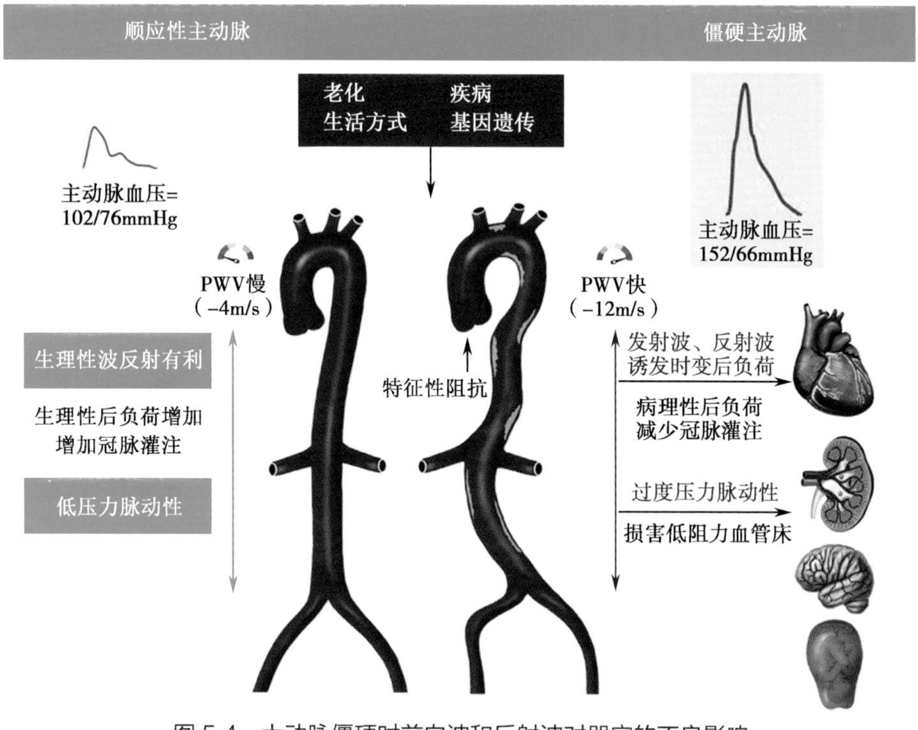

图 5-4 大动脉僵硬时前向波和反射波对器官的不良影响

2. 大动脉僵硬与老年收缩期高血压 老年单纯收缩期高血压(isolated systolic hypertension，ISH)是大动脉僵硬引起过度脉动血流动力学的特征性表型。这种 ISH 可能存在两种机制：①收缩早期前向波振幅增加，大多源自升主动脉僵硬，升高中心动脉收缩压。②收缩晚期波峰叠加，主要来自外周阻力血管提早返回的反射波，增强收缩中晚期收缩压，降低舒张压。后一种机制也常见于中青年高血压、应激或冷加压试验的升压反应。关于大动脉僵硬度和高血压关系，传统认为持久高血压增加大动脉僵硬度，

但近些年来临床纵向研究和动物实验发现，动脉僵硬度增加可能先于新发高血压。长期高血压会加快大动脉硬化的发展速度，因为正常血压时，壁应力加载于顺应性弹性纤维；当升高血压时，则加载于僵硬的胶原纤维，导致功能性动脉僵硬度增加，升高脉搏波传导速度。如果动脉壁构成特性未变，血压降至正常后升高的 PWV 大部分逆转。

二、左心室 - 升主动脉机械耦联与心脏功能

正常的心脏和血管结构功能之间相互作用是优化匹配，以保证用不太大的脉动能量消耗来释放心排出量（图 5-5）。收缩期左心室收缩导致主动脉和二尖瓣环向心尖位移，引起升主动脉和左心房纵向拉伸。这种拉伸力增加左心室收缩期负荷，但在收缩期近端主动脉弹性成分产生能量储存，促进舒张早期左心室弹回和快速充盈。在舒张末期，主动脉瓣和二尖瓣关闭，左心室腔容积最大，主动脉根部拉伸视为理想的不同负荷弹簧达到最低程度。在左心室收缩期，心底部向固定的心尖部移动，升主动脉环向心尖移动，弹性升主动脉产生纵向拉伸。左心室的纵向收缩将心底下拉，导致二尖瓣环位移拉伸左心房壁弹性成分。血流排出左室，并吸入左房血液。在收缩期末，左心室对升主动脉已经施加最大下拉力，达到最大拉伸，并储存能量。在舒张早期，左心室松弛允许升主动脉和左房壁中预负载的弹性成分弹回，对升主动脉环和心底部施加向上力，从而促进左心室充盈，因为二尖瓣环快速上移，血液从左心房流向左心室。

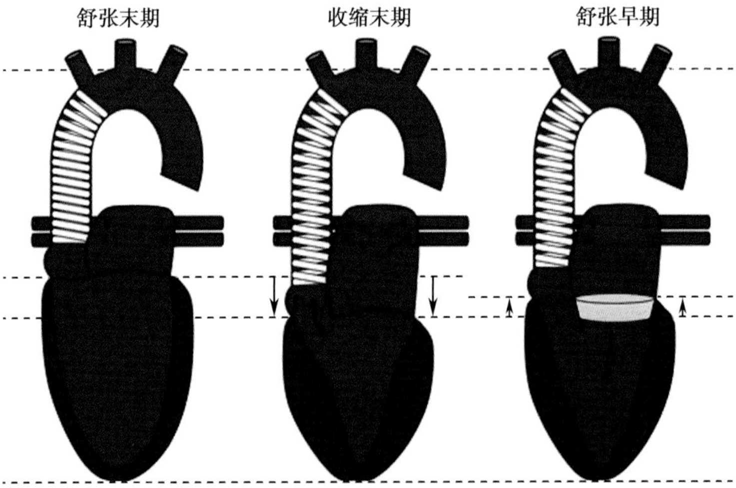

图 5-5　左心室 - 升主动脉机械耦联，在健康人舒张末、收缩末和舒张早期的升主动脉、左心房的纵向拉伸和弹回优化匹配

因为左心室和近端升主动脉直接机械耦联，当升主动脉僵硬时，升主动脉位移阻力增加，收缩期将需要更大的力来拉伸升主动脉，这对左心室产生非压力负荷，导致舒张晚期左心室充盈降低（图 5-6）。研究发现，大动脉僵硬度与左心室质量正相关联，且独

立于血压。主动脉僵硬度增加的情况下，左心室肥厚是对纵向拉伸主动脉所需增加力的反应，以维持左心室收缩期整体纵向应变。由于房室平面位移在射血和充盈过程中很重要，如果左心室无法补偿对升主动脉僵硬所导致的拉伸力增加，可以损害左心室收缩和舒张功能。

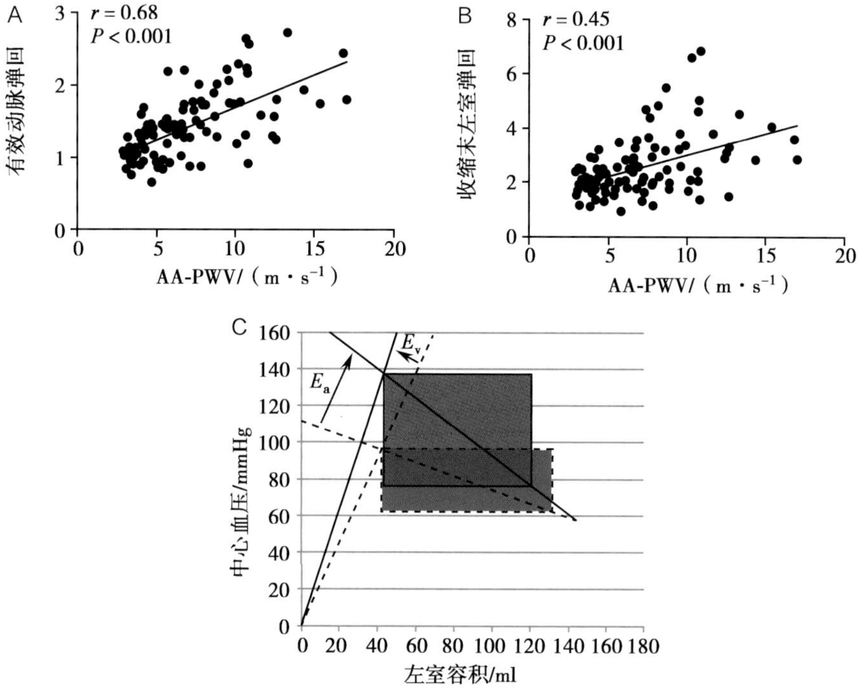

图 5-6　升主动脉脉搏波传导速度与心室动脉耦联相关分析

升主动脉脉搏波传导速度（AA-PWV）与有效动脉弹回强相关（A），和收缩末左心室弹回呈显著正相关（B）。与 AA-PWV 的第 1 分位（弹性最好）比较，第 4 分位（僵硬度最高）明显增加压力 - 容积环上有效动脉弹回和收缩末左心室弹回（C）。

心室 - 动脉耦联指左心室与动脉系统之间相互作用，通常采用负荷条件下左室压力 - 容积环及收缩末压 - 容比相关指标的动态变化，来评估左室心肌收缩力、收缩末僵硬度、后负荷、前负荷的综合功能。Redheuil 等采用磁共振结合颈动脉压力波观测左室与升主动脉耦联，结果表明，随着升主动脉脉搏波传导速度增加，动脉总负荷增加和心脏后负荷增加，并通过收缩末压 - 容比耦联左室，收缩末僵硬度增加，等容舒张时间延迟，从而损害舒张功能，压力 - 容积环呈现特征性射血分数保留心衰表型。

主动脉僵硬度增加时，反射波提前到达升主动脉，通常会增加左室收缩中晚期后负荷和心肌壁应力。左室收缩时程增加，能影响心肌细胞暴露于收缩中晚期波反射的负面作用。如果心肌壁应力峰值发生于收缩早期，由于收缩中期压 - 应力关系切换，即使动脉血压升高（图 5-7A），仍有较低的心肌壁应力（图 5-7B）。因此，反射波提前落在左室收缩中晚期，增加后负荷，左室压 - 应力关系切换受损，产生左心室重构和心功能障碍(图 5-8)。

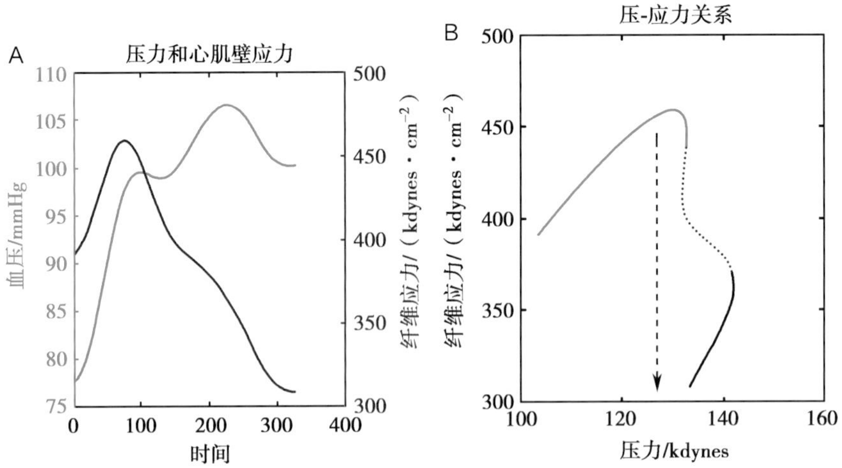

图 5-7　左室收缩时相与心肌壁应力切换

A. 心脏收缩早期峰值心肌壁应力；B. 心脏收缩中期心肌壁应力切换。

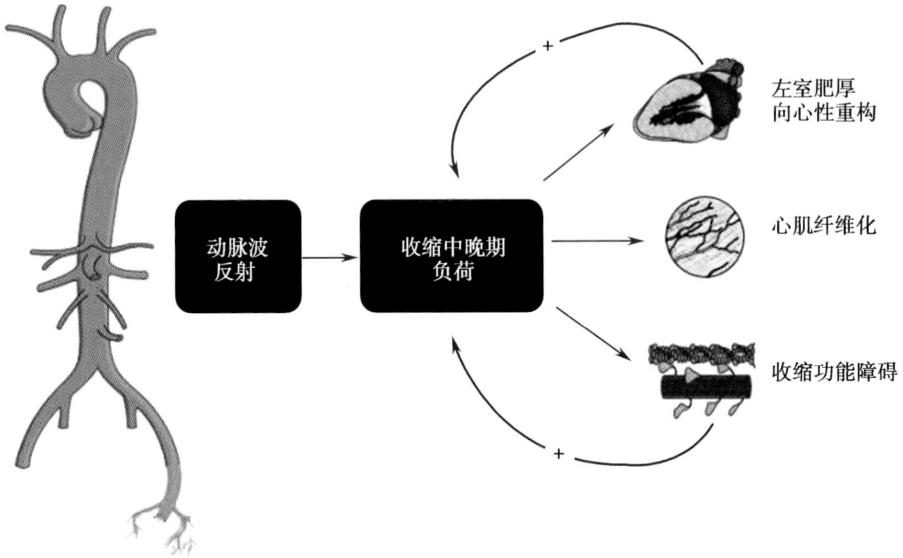

图 5-8　波反射落在左室收缩中晚期与心肌壁应力切换受损互为恶性循环

三、臂踝脉搏波传导速度与射血分数保留的心力衰竭

动脉壁在各种已知和未知血管危险因素的共同作用下，长期血流搏动冲击对动脉的结构基质蛋白产生直接作用，弹力层断裂，并刺激中层胶原蛋白含量增加，随着年龄的增长，特别是在 50 岁以后，动脉壁钙含量逐渐增加，导致大动脉的弹性舒张功能

减退，大动脉僵硬度增加。在整体循环系统中，心脏和血管系统组成闭合环路，功能上互相耦联。动脉系统僵硬度增加后，偏离了理想的心室 - 动脉耦联状态，形成恶性循环。正常的动脉硬度状态下，返回主动脉根部的反射波落在舒张压，仅增加舒张压，而不会增加收缩压，从而增加舒张期冠脉的血流灌注。随着动脉僵硬度的增加，脉搏波传播速度增快，其反射速度也加快，其反射波提前到收缩晚期而不是舒张期，这种时相上的变化导致中心主动脉收缩压升高而舒张压衰减加速，左心室射血负荷增加而舒张期冠脉的血流灌注减少，相应地，左心室肥厚顺应性降低，舒张功能降低，左房压升高，引起左房室重构，进而发生射血分数保留的心力衰竭（heart failure with preserved ejection fraction，HFpEF）。

根据所选择的表浅动脉不同，可以测量不同动脉的脉搏波传导速度（pulse wave velocity，PWV）。颈动脉 - 股动脉脉搏传导速度（carotid-femoral pulse wave velocity，cfPWV）主要反映主动脉与颈动脉等中央动脉的僵硬度，是应用较早、研究较多的一项测量指标，已广泛应用且成为大动脉僵硬度测量的主要标准。cfPWV 受年龄与血压影响较大，测量 cfPWV 操作过程相对复杂，在临床应用中受到一定限制。臂踝脉搏波传导速度（brachial-ankle pulse wave velocity，baPWV）测量方法具有简单、易操作等优点，只需要在四肢缚以血压袖带，更适用于大规模的人群流行病学研究。研究显示，baPWV 与大动脉僵硬度呈正相关，对动脉硬化患者危险评估以及筛查动脉硬化性相关疾病具有一定的临床意义。有学者对 320 例有不同程度心脏结构和功能异常的受试者进行了 baPWV 和 cfPWV 相关性比较。其结果显示，baPWV 和 cfPWV 两者高度相关（r=0.79，P<0.001）；受试者超声心动图检测的左室重量与 baPWV 和 cfPWV 都具有显著相关（r 分别为 0.29、0.22，P=0.02）；两者与左室收缩末期弹性和二尖瓣 E/A 比值具有相似的显著相关性，但 baPWV 与等容舒张常数的相关性更佳（r 分别为 0.34、0.27，P=0.02）。有临床研究测定 800 例原发性高血压患者 baPWV 值，并采用脉冲组织多普勒超声心动图评价左室舒张功能，测定左室射血分数、早期快速充盈峰值速度与心房充盈峰值速度比值（E/A 比值）及左室质量指数。多元逐步 logistic 回归分析显示，baPWV 是左室舒张功能的独立因素之一，并显示 baPWV 升高不仅与反映动脉硬化的参数有关，而且与反映左室舒张功能不全的参数相关，提示 baPWV 的量化指标可以预测左室舒张功能不全的程度。一项无创血流动力学指标与心脏超声评估左室舒张功能不全的相关性研究显示，baPWV 与超声心动图的 E/A 比值呈显著负相关，baPWV 越高，舒张功能越差。相反，E/A 比值与 cfPWV、脉压、踝臂指数、增强指数无显著相关性。经多因素分析，baPWV 与 E/A 比值显著性独立相关（P<0.05）。一项 6 626 名患者的荟萃分析采用随机效应模型对动脉僵硬度的相关指数（baPWV、cfPWV、增强指数及心 - 踝血管指数）与超声心动图的舒张功能不全的数据［E/A 比值、二尖瓣早期峰值环速（E）和 E/E' 比值］

进行相关性分析，其结果提示：baPWV 与 E/A 比值和 E/E' 比值等左心室舒张功能参数显著相关，与其他动脉僵硬的测量技术相比，baPWV 与左室舒张功能不全的相关性显著增强。

虽然 baPWV 与心脏左室舒张功能不全相关，可用于推测左室舒张功能不全，对临床有一定的指导意义，但 baPWV 数值受身高、心率、血压及压力传导动脉是否存在狭窄等较多因素影响，在个体之间作比较时要注意：①baPWV 在一定程度上受到年龄、血流动力学影响，即使是同一个体在不同的血压、心率等条件下，所得结果也会有差别；②baPWV 并非是直接测量出的数据，需计算其结果，如果体表距离测量有误差，可明显影响数据的准确性；③baPWV 测量结果有意义的前提是脉搏波传播过程中血液循环未受干扰，因此，明确压力传导动脉是否存在严重狭窄对于 baPWV 的测量至关重要，测量 baPWV 时，应该首先排除压力传导动脉是否存在严重狭窄。

四、小结

大动脉僵硬度增加，反射波提前落在收缩中晚期，一方面，增加收缩晚期后负荷，并耦联左室，增加收缩末期心肌僵硬度，进而损害舒张功能，减少收缩功能；另一方面，降低冠脉灌注压和减少血流储备。这种异常脉动血流动力学是高血压发展为心力衰竭，特别是 HFpEF 的病理生理过程的重要机制。采用无创性血流动力学方法观测心脏 - 大动脉耦联的整体功能，有助于判断心血管是否健康和评估治疗是否合理。

（宫海滨　金光临　骆秉铨）

参考文献

[1] LAURENT S, BRIET M, BOUTOUYRIE P. Large and small artery cross-talk and recent morbidity-mortality trials in hypertension [J]. Hypertension, 2009, 54 (2): 388-392.

[2] IKONOMIDIS I, ABOYANS V, BLACHER J, et al. The role of ventricular-arterial coupling in cardiac disease and heart failure: assessment clinical implications and therapeutic interventions [J]. Eur J Heart Fail, 2019, 21 (4): 402-424.

[3] CHIRINOS J A, SEGERS P, HUGHES T, et al. Large artery stiffness in health and disease: JACC State-of-the-Art Review [J]. J Am Coll Cardiol, 2019, 74 (9): 1237-1263.

[4] NWABUO C C, VASAN R S. Pathophysiology of hypertensive heart disease: beyond left ventricular hypertrophy [J]. Curr Hypertens Rep, 2020, 22 (2): 11.

[5] MITCHELL G F. Aortic stiffness, pressure and flow pulsatility, and target organ damage [J]. J Appl Physiol, 2018, 125 (6): 1871-1880.

[6] REDHEUIL A, KACHENOURA N, BOLLACHE E, et al. Left ventricular and proximal

aorta coupling in magnetic resonance imaging: aging together ? [J]. Am J Physiol Heart Circ Physiol, 2019, 317 (2): H300-H307.

[7] WEBER T, CHIRINOS J A. Pulsatile arterial haemodynamics in heart failure [J]. Eur Heart J, 2018, 39 (43): 3847-3854.

[8] BORLAUG B A, KASS D A. Ventricular-vascular interaction in heart failure [J]. Heart Fail Clin, 2008, 4 (1): 23-36.

[9] 中国医疗保健国际交流促进会难治性高血压与周围动脉病分会专家共识起草组．同步四肢血压和臂踝脉搏波速度测量临床应用中国专家共识 [J]. 中国循环杂志，2020, 35 (6): 521-529.

[10] NICHOLS W W, DENARDO S J, WILKINSON I B, et al. Effects of arterial stiffness, pulse wave velocity, and wave reflections on the central aortic pressure wave form [J]. J Clin Hypertens, 2008, 10 (4): 295-303.

[11] YU W C, CHUANG S Y, LILL Y P, et al. Brachial-ankle VS carotid-femoral pulse wave velocity as a determinant of cardiovascular structure and function [J]. J Hum Hypertens, 2008, 22 (1): 24-31.

[12] CHUNG C M, CHU C M, CHANG S T, et al. Quantification of aortic stiffness to predict the degree of left ventricular diastolic function [J]. Am J Med Sci, 2010, 340 (6): 468-473.

[13] CHOW B, RABKIN S W. The relationship between arterial stiffness and heart failure with preserved ejection fraction: a systemic meta-analysis [J]. Heart Fail Rev, 2015, 20 (3): 291-303.

[14] OHKUMA T, NINOMIYA T, TOMIYAMA H, et al. Brachial-ankle pulse wave velocity and the risk prediction of cardiovascular disease: an individual participant data meta-analysis [J]. Hypertension, 2017, 69 (6): 1045-1052.

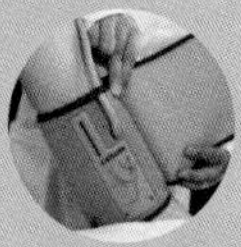

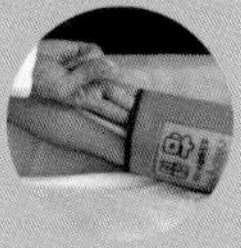

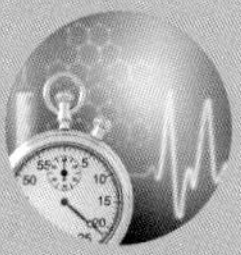

第六章

无创血管弹性功能检测的合理应用

随衰老发生的心血管疾病是当今人类残疾和死亡的主要原因，其共同病理学基础是以动脉粥样硬化和动脉硬化为典型特征的动脉结构与功能病变。现阶段的医学措施不能消除心血管衰老、发病，但目前已认识到动脉粥样硬化和动脉硬化的主要危险因素可以通过预防性干预推迟发病。高脂血症、高血压、糖尿病、吸烟等是动脉结构和功能病变的主要危险因素，调脂、降压、降糖、戒烟等措施均可显著减缓甚至逆转动脉病变的进展。因此，在心血管病预防方面，我们需要一些简单、实用的方法来评估临床发病前血管的健康状态，为预防性干预提供依据。进行简单、无创的动脉结构与功能检测，对心脑血管病的发病风险作出有价值的预测，有助于更有针对性地选择治疗措施，改善预后。目前有关无创中心动脉压和动脉弹性功能检测的应用正在引起越来越多的关注，如何正确理解这些检测方法的优缺点，做到合理应用，避免漠视或滥用，是临床实践中值得重视的问题。

一、中心动脉压和外周动脉压

在中心动脉压概念提出之前，袖带法肱动脉血压一直是临床主要的血压测量指标，已使用100多年。流行病学及大规模随机临床试验证明，肱动脉血压升高是心血管发病的最主要危险因素，降压治疗伴随明确的心血管风险减少和临床获益。肱动脉血压测量的主要问题是测值变异大，明显受环境因素和人体的生理因素影响，故对于血压升高的个体，临床上强调在标准状态下多次测量血压的重要性，避免过度诊断。对一些诊室血压波动大的个体，家庭自测血压或24小时动态血压测量可更好地反映平时血压水平。对肱动脉血压预测心血管风险的解释也要客观，就群体而言，血压升高是心血管发病风险的替代标记，但就个体而言，血压升高与心血管发病不一定有必然联系。

肱动脉收缩压与舒张压的差值即脉压，可大致反映血管僵硬的程度。在老年人群中，脉压增大与心血管危险之间关系密切。肱动脉脉压明显增大，提示大动脉弹性降低，僵硬度增加，可间接反映大动脉弹性功能。脉压增大往往是动脉弹性功能明显减退的晚期标记，但也受发热、贫血、主动脉瓣反流、甲状腺功能亢进及动静脉瘘等因素影响。另外，在身材较高的年轻人中，由于存在脉压放大的生理现象，可有假性脉压增大。故脉压作为评估动脉弹性功能的早期指标不够敏感，准确性也欠佳。

由于现代有创测压技术的发展，发现收缩压和脉压从中心动脉到外周动脉逐渐升高，即脉压放大现象，所以肱动脉血压可能难以全面地反映整体动脉系统的血压水平，特别是中心动脉的血压。已有研究表明，肱动脉收缩压和脉压往往过高估计中心收缩压和脉压，尤其在年轻人中，从中心到外周脉压放大使这种血压差异更明显。在老年人中也经常观察到中心动脉压与肱动脉血压有明显不同，特别是当伴有心动过速、运动、使用血管活性药物或收缩期心力衰竭时。中心动脉血压在解剖上是左室和整个动脉系统互动的连接点，从病理生理学的角度看，可能对心脏发病的影响更大。例如，导管动脉功能评价（conduit artery function evaluation，CAFE）研究前瞻、随机比较以氨氯地平或阿替洛尔为基础的不同降压方案对中心动脉压的影响，结果发现，阿替洛尔组与氨氯地平组对桡动脉收缩压和脉压影响的差异很小，但是对中心动脉收缩压和脉压影响的差异则较大，认为不同降压方案降低中心动脉压的不同是终点事件差异的原因。这一研究引起了大家对中心动脉压的进一步关注。测量中心动脉压有两个途径：①使用有创的设备，可以直接获得理想的测量值，但有创和费用高决定其无法在临床上普及使用；②通过无创方法测量外周动脉压，推算得到中心动脉压。

例如动脉脉搏波分析仪，记录桡动脉的脉搏波信号，通过一个固定的转换公式估算出中心动脉压。对这一仪器质疑的焦点是：①不同个体的动脉特征不同，且受生理和病理及血管活性药物影响，用一个固定的转换公式能准确地估算中心动脉压吗？②中心动脉压的值是通过肱动脉血压标定的，如果肱动脉血压变异大，又与桡动脉的脉搏波记录不同步，那么中心动脉压的值可能变异更大；③大部分个体的肱动脉压与中心动脉压线性相关，相关性极好。因此，尽管已有些证据显示中心动脉压及其他中心动脉压力指数与心血管风险的关系可能比肱动脉血压更为密切，可能独立于肱动脉血压预测心血管事件，但目前在没有获得大量令人信服的研究资料来证明中心动脉压优于其他已知生物标记物的独立预测价值前，扩大中心动脉压和相关指数的研究人群的必要性显而易见。

二、动脉僵硬度与压力波反射

左室射血进入主动脉产生压力波，传播至全身动脉树分支。在压力传输中，这种前向压力波在任何结构和功能不连续的动脉树节点上均可被反射，返回升主动脉。因此，前向波和反射波沿着传导动脉始终互相作用，并综合成实际的压力波（图 6-1）。年轻人在生理条件下，动脉硬度低，压力波传播的速度较慢，反射波落在升主动脉压力波的舒张期。由于衰老、高血压、动脉粥样硬化等因素影响，动脉硬度不断增加，脉搏波传导速度（pulse wave velocity，PWV）随着加快，压力波往返远端反射点与升主动脉所需时间缩短，反射波提前产生，落在中心动脉压力波的收缩期而不是舒张期，即选择性的中心动脉动脉压

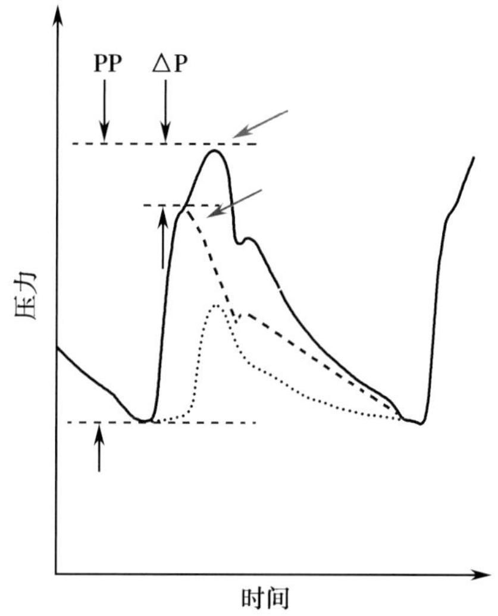

图 6-1 动脉压力波的组成

初始波（红色箭头）和反射波（黄色箭头）互相作用形成实际的压力波（紫色箭头）。AI（反射波增强指数）= △ P（反射波增压）/ PP（脉压）。

和脉压增加，导致左室和升主动脉收缩期压力增加，而主动脉舒张期压力下降（图 6-2）。这些心脏与血管匹配的改变，导致左室肥厚且冠状动脉舒张期灌注压降低，心血管危险增加。已有许多临床研究发现 PWV 和压力波反射为心脏事件的独立危险因子，为以上病理生理机制提供了有力的证据。与年龄俱增的动脉僵硬度增加导致的脑与肾血管损伤不能用压力波反射理论来解释，而主要是大动脉僵硬后流入脑与肾的血流搏动性和流量更大，高搏动性压力和流量引发的径向牵拉和剪切力增大，导致动脉壁中层断裂，血管内皮损伤，血栓、梗死和微血管瘤形成。通过降低血压，提高主动脉和肌性动脉顺应性，可能降低这种损害。基于目前对动脉僵硬度与压力波反射病理生理意义的认识，相关的测量开始被重视。

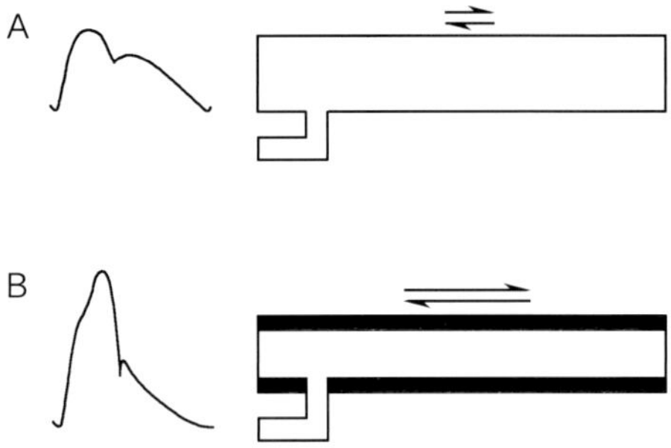

图 6-2 年龄、动脉硬度、脉搏波传导速度与波反射对压力波的影响

A. 年轻人在生理条件下脉搏波传导速度（PWV）较慢，反射波落在升主动脉压力波的舒张期；B. 由于衰老动脉硬度不断增加，PWV 加快，反射波提前产生，落在中心动脉压力波的收缩期而主动脉舒张期压力下降。

1. **大动脉脉搏波传导速度** PWV 能够很好地反映大动脉僵硬度，是评价大动脉硬度的经典指标。年龄和血压水平是影响 PWV 的重要因素，但 PWV 不受反射波影响。颈 - 股动脉 PWV 反映弹性动脉僵硬度，其值随年龄增长而呈线性增加；颈动脉和肱动脉或桡动脉 PWV 反映肌性动脉僵硬度，其值受年龄影响小，而受血管内皮功能和血管活性药物影响大。如果降压治疗或用舒张血管的药物难以逆转升高的颈 - 股动脉 PWV，则提示主动脉壁已发生本质性的结构改变，而不是早期指标。两点平面张力法是无创测量 PWV 的传统方法，该方法在选定测量部位后，测量两点间的体表距离，将压力传感器置于测量部位搏动最明显处，同时记录压力波，测出波足时间差，即可算出这两点间脉搏波的传导速度。由于压力波的起点在主动脉根部，无法用无创方法测量，目前的方法是，用距其最近的颈总动脉上的点代替，而测量两点血管间的距离用体表距离代替，因此这一方法与实际情况肯定有些误差；另外，波足时间差的测量依赖高质量的波形，因此需要适当的培训和一定的技巧。近年来已上市的测量臂踝搏波传导速度（brachial-ankle pulse wave velocity，baPWV）的仪器，主动脉根部与测量点间的血管距离按身高通过固定函数式推算，踝肱动脉的压力波用袖带震荡法采集，baPWV=（踝 - 主动脉瓣距离 – 肱 - 主动脉瓣距离）/ 踝肱动脉的压力波波足时间差，实现了 PWV 测量的自动化，提高了测量效率。但是我们要认识到这种方法测量 PWV 的准确性仍存在一些问题：①袖带震荡法采集的压力波是计算机虚拟生成的，与实际的压力波形有差别，尤其显示波足切点的准确度有限；② baPWV 在计算时把肱 - 主动脉瓣距离视为踝 - 主动脉瓣距离的其中一部分，而实际上无论就解剖结构或动脉壁特征而言均无等同关系，因此，这一结果到底能代表动脉的哪个部分尚无定论；③不同个体用一样的公式从身高推算测量点距离，其准确性存在一些误差。

2. 反射波增强指数　通过对颈动脉压力波形或桡动脉衍生的中心动脉压力波形的分析，可以计算出增强指数（augmentation index，AI）。AI 通常指反射波幅度（增强压）除以脉压。但也有定义为反射波所达到的波峰压除以初始收缩波峰压（即反射波发生前的第一个波峰）。AI 能定量反映整个动脉系统的动脉弹性改变引起的压力波反射状况，尤其对中小动脉的阻力改变较敏感。压力波反射不仅与动脉硬度和反射距离相关，而且与反射幅度及左室射血时间相关，因此明显受到身高、心率及外周动脉舒张收缩等与压力反射有关的因素影响。在解释 AI 时，应考虑这些影响因素。虽然有研究显示 AI 可独立于其他心血管危险因素预测心脑血管事件，但 AI 与 PWV 的相关性并不强，目前尚无证据显示 AI 与 PWV 可以互相替代。AI 检测方便，对心血管药物的作用反应敏感，适合观察药物，特别是降压药物对中心动脉压力波的影响。

3. 动脉的可扩张性和顺应性　使用超声或磁共振成像技术，可以检测大动脉如主动脉、颈动脉、股动脉和肱动脉的腔径从舒张期到收缩期的变化，根据该扩张幅度可以计算出血管横截面积的变化，该变化除以脉压即为顺应性，再除以舒张末期横截面积则为可扩张性。可扩张性和顺应性理论上能够反映所测量动脉的弹性，但因无法同时测量被测部位的脉压，而且测量的只是一段血管的弹性，因此，其测量值与实际值可能有较大偏移。因操作较复杂，费用也高，仅限于研究，其预测价值是否优于 PWV 或 AI 仍需进一步研究。

4. 动脉弹性功能的其他检测方法

（1）通过分析桡动脉脉搏波中的舒张压部分，即进行舒张期脉搏波分析，可以使用改良的 Windkessel 公式计算出“大动脉弹性指数（C1）”和“小动脉弹性指数（C2）”。C1 是舒张期血流容积减少与压力下降之间的比值，又称容量顺应性，呈压力依赖，其值与大动脉顺应性相关。C2 是舒张期血流容积振荡变化与压力振荡变化之间的比值，又称振荡顺应性，非压力依赖，主要反映小动脉结构或功能。该方法分析的是舒张压部分，这部分的压力衰减快，无创压力传感器记录的可靠性较收缩压部分差，因此测量的准确性及可重复性可能变异大，能否准确反映动脉弹性还需要进一步验证，有关这方面的研究文献也较少。

（2）动态的动脉硬化指数（ambulatory arterial stiffness index，AASI）是最近提出的一个概念，系建立在动态血压监测基础上反映动脉硬化程度的新指标。其定义是用 1 减去舒张压与收缩压变化的回归斜率。AASI 与 PWV 相关性良好，有研究认为可以独立预测心脑血管疾病尤其是脑卒中的发生，但也有反对意见。这种方法只要用动态血压监测数据进行数学处理，就有可能提供动脉硬化的信息，故是一个有吸引力的方法。但其实质是动态脉压，是否具有先进性需要进一步的研究予以验证。

三、小结

目前研究动脉弹性功能的方法各有特点，要正确理解这些检测方法的优缺点，做到合理应用，避免漠视或滥用，这些测量方法是否优于其他已知生物标记物的独立预测价值也需要更多的研究资料来证明。虽然越来越多的证据表明中心动脉压的预测价值优于外周动脉压，但是要肯定中心动脉压在这方面的优势还必须开展更多的研究。尽管动脉僵硬度增加及中心动脉压力波与左室射血不匹配是血管结构或功能损害的标志，但是否能够在高血压患者的临床管理中推广与应用，还需要进行更多研究。目前用这些方法指导临床实践的地位并未完全确立，但随着研究资料充实，其中有些方法有可能成为心血管危险分层及监测药物疗效的有用指标。

（蒋雄京　陶 军　袁如玉）

参考文献

[1] COHN J N, QUYYUMI A A, HOLLENBERG N K, et al. Surrogate markers for cardiovascular disease: functional markers [J]. Circulation, 2004, 109 (25 Suppl 1): IV31-IV46.

[2] BELTRAN A, MCVEIGH G, MORGAN D, et al. Arterial compliance abnormalities in isolated systolic hypertension [J]. Am J Hypertens, 2001, 14 (10): 1007-1011.

[3] NICHOLS W W, O'ROURKE M F. McDonald's Blood Flow in Arteries [M]. 6th ed. London: Hodder Arnold, 2016.

[4] WILLIAMS B, LACY P S, THOM S M, et al. Differential impact of blood pressure-lowering drugs on central aortic pressure and clinical outcomes: principal results of the Conduit Artery Function Evaluation (CAFE) study [J]. Circulation, 2006, 113 (9): 1213-1225.

[5] 蒋雄京，刘力生．动脉硬度与心血管危险 [J]. 中华高血压杂志，2006, 14 (2): 2-4.

[6] 蒋雄京，杨倩．老年收缩期高血压：问题与挑战 [J]. 中国循环杂志，2007, 22 (4): 311-314.

[7] LaURENT S, COCKCROFT J, VAN BORTEL L, et al. Expert consensus document on arterial stiffness: methodological issues and clinical applications [J]. Eur Heart J, 2006, 27 (21): 2588-2605.

[8] O'ROURKE M F, HASHIMOTO J. Mechanical factors in arterial aging: a clinical perspective [J]. J Am Coll Cardiol, 2007, 50 (1): 1-13.

[9] DELOACH S S, TOWNSEND R R. Vascular stiffness: its measurement and significance for epidemiologic and outcome studies [J]. Clin J Am Soc Nephrol, 2008, 3 (1): 184-192.

[10] 中国医疗保健国际交流促进会血管疾病高血压分会专家共识写作组，蒋雄京，邹玉宝．同步四肢血压和臂踝脉搏波速度测量临床应用中国专家共识 [J]. 中国循环杂志，2020, 35 (6): 521-528.

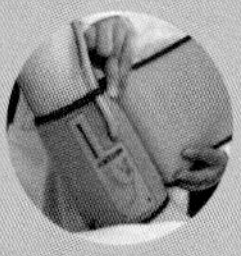

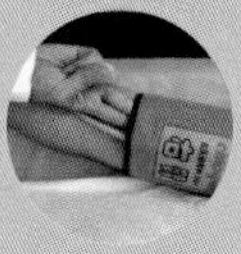

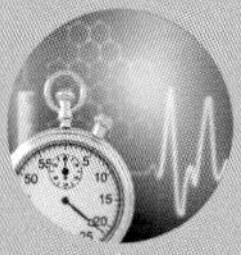

第七章

如何判读示波法四肢血压测量检测报告

一、四肢血压测量报告的判读

1. 检查报告的简要判读(图 7-1)

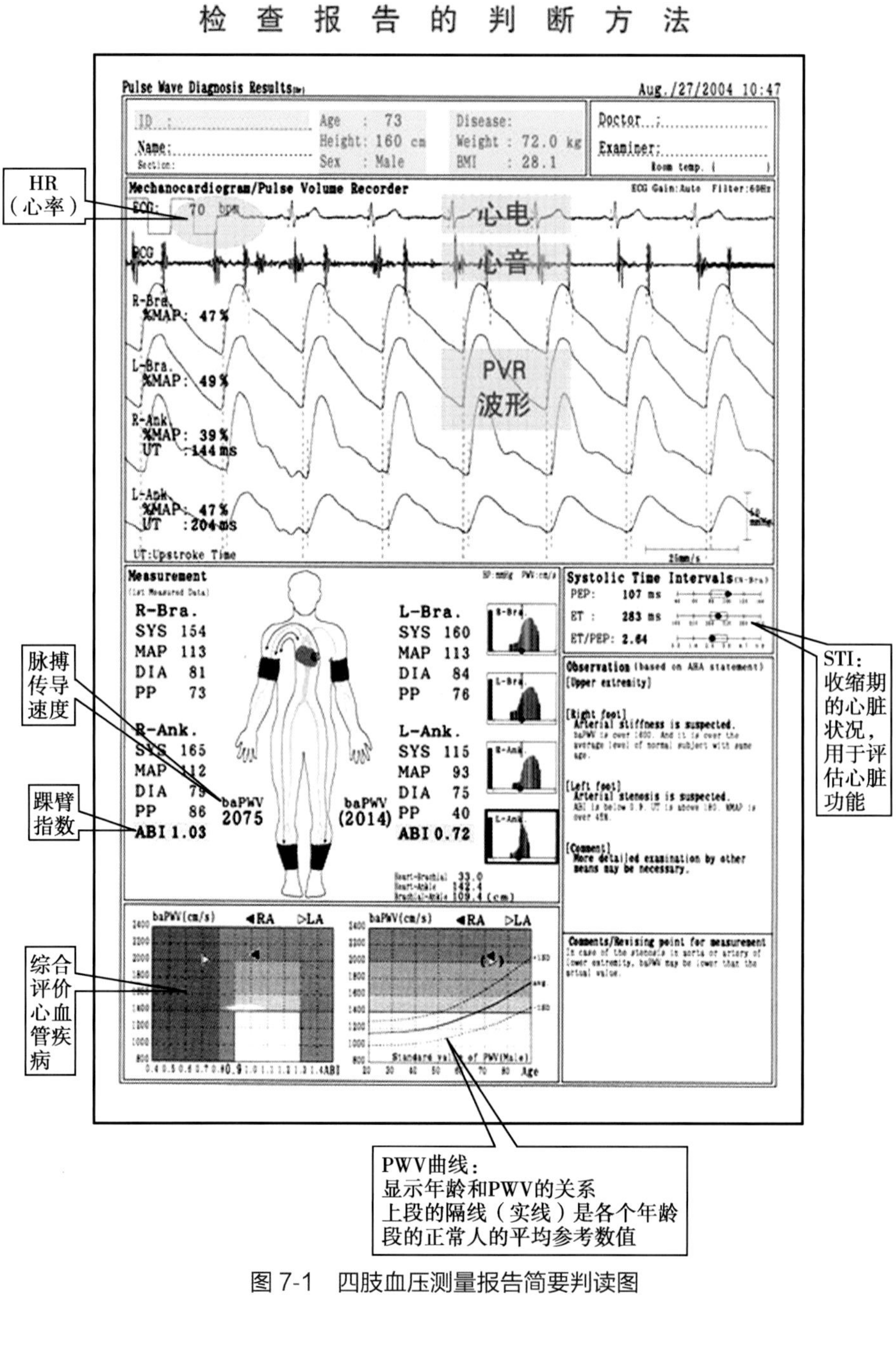

图 7-1　四肢血压测量报告简要判读图

2. 心电图和心音图

(1)心电图(electrocardiogram,ECG):显示心率和心律,明显的心律不齐使每搏血压受明显影响,导致脉搏容积图(pulse volume recording,PVR)波形变异。ECG 波形特征点也是心室舒缩活动的标记,与左心室瓣膜启闭相对应(图 7-2)。

(2)心音图(phonocardiogram,PCG):显示左心室瓣膜启闭时间节点,与 ECG 波形特征点相对应,并可以反映左心室瓣膜病变伴随的杂音(图 7-2)。

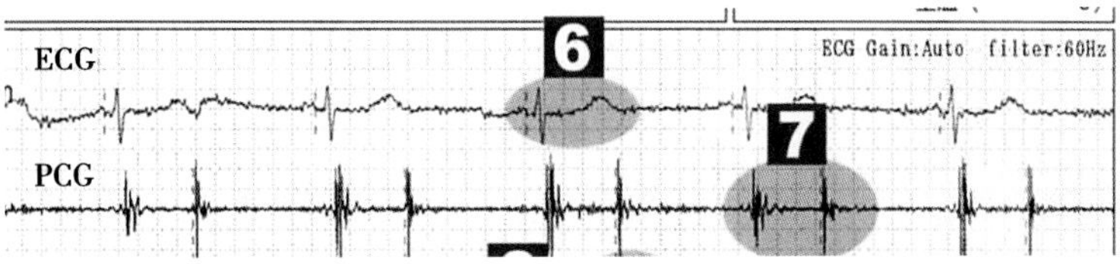

图 7-2　心电图(ECG)和心音图(PCG)

ECG 和 PCG 特征点是判断 PVR 数据准确性的关键参考点(图 7-3)。

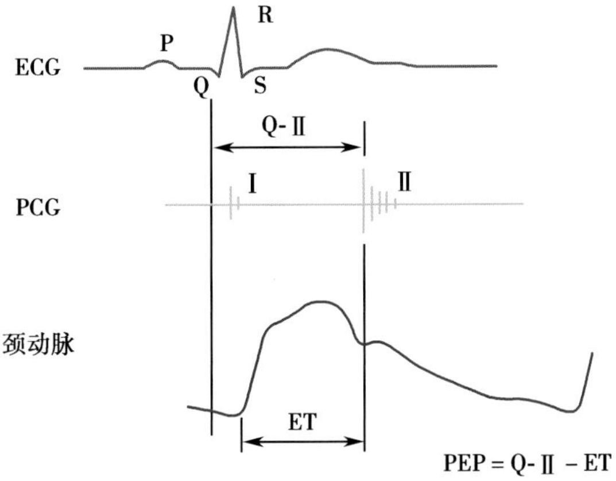

图 7-3　心电图和心音图的特征点

ECG 测量心率和显示是否心律不齐。如果存在明显心律不齐,其四肢血压压力波每搏变异很大,测量值解释需结合实际。R 波对应左室开始收缩,此时 PCG 开始主动脉瓣开瓣音和二尖瓣关闭音;T 波结束表示心室完成复极,随后对应 PCG 开始主动脉瓣关闭音和二尖瓣开瓣音。

PCG 是心脏瓣膜启闭产生的音频,与 ECG 特征波匹配的短暂心音表示瓣膜无明显杂音;反之,如记录到收缩期或舒张期连续明显心音,则提示存在严重瓣膜病变的可能。如果存在主动脉瓣严重狭窄或关闭不全时,对四肢血压压力波影响很大。

因此,仔细分析 ECG 和 PCG 特征有助于解读四肢血压压力波的含义,也是判读四肢血压压力波质量和准确性的参考证据。

3. 波形图(图 7-4)

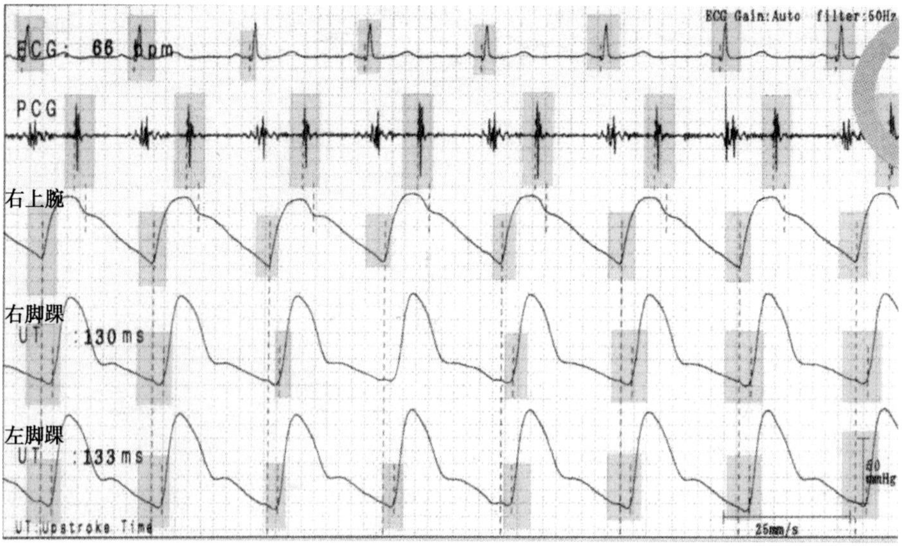

图 7-4　波形图

测量时,机器会判断数值并画下切线,确认波形切点位置的正确性。每搏压力波的脉搏容积图(pulse volume recording,PVR)会呈现规整一致的形状,且连续 PVR 的形态应高度相似。由于此检查是以 ECG 的特征点为测量的切点,所以需在确认 ECG 的明显 R 波之后才能开始检查。

如果受测者因为紧张,导致身体移动、抖动或是四肢肌肉紧绷,波形往往离谱,提醒受测者在检查时安静放松,再重测一次。

4. 脉搏容积图　PVR 测量特征点的确认(图 7-5)。

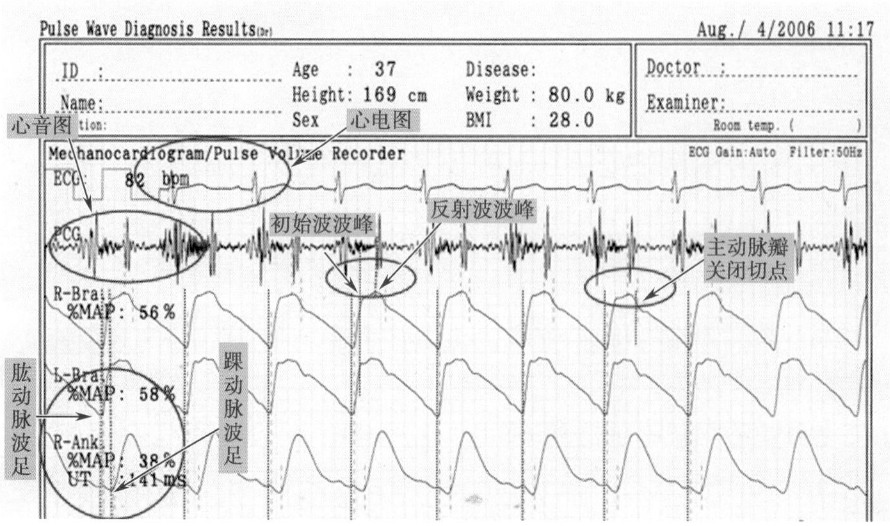

图 7-5　脉搏容积图测量特征点的确认

一般而言，动脉硬化者下肢 PVR 会呈现高耸尖锐的波形，且脉搏波传导速度（pulse wave velocity，PWV）值会偏高。动脉阻塞者 PVR 会呈现迟缓的波形，且 PWV 值会偏低，另外，脉搏波上升支时间（upstroke time，UT）延长（图 7-6）。初步查看 PWV 与 PVR 波形是否呈现此相关性。

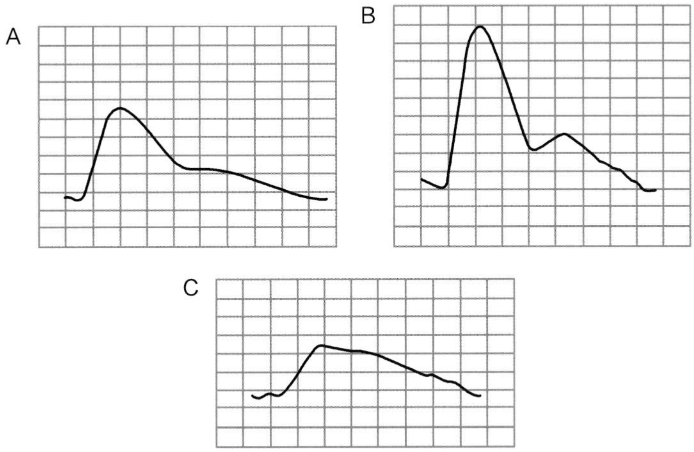

图 7-6　不同脉搏容积图波形的临床意义

PVR 波形描绘动脉硬化、阻塞病变的综合诊断，结合 PWV 和 ABI 的值。A. 正常；B. 尖锐波：动脉硬化；C. 狭窄波（三角波）：动脉阻塞。

二、脉搏波形的定量分析

1. 高质量 PVR 波形的记录（图 7-7）

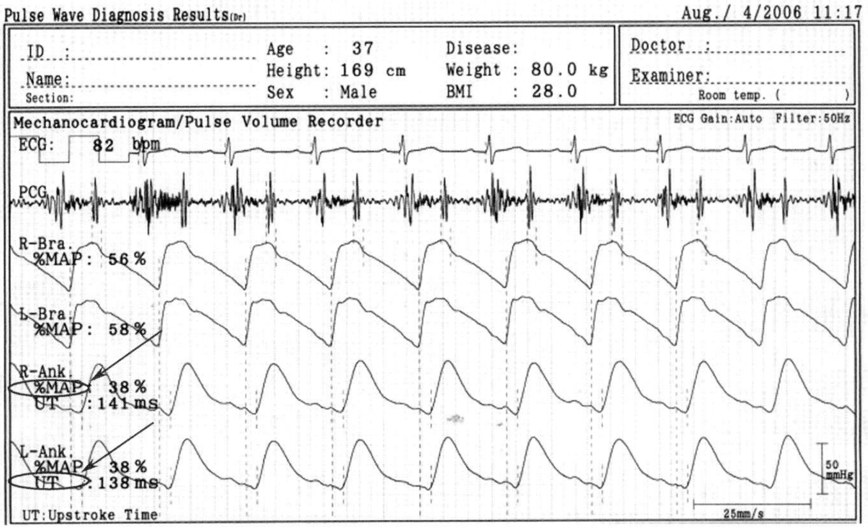

图 7-7　高质量脉搏容积图的波形

2. 波形图分析切线(图 7-8)

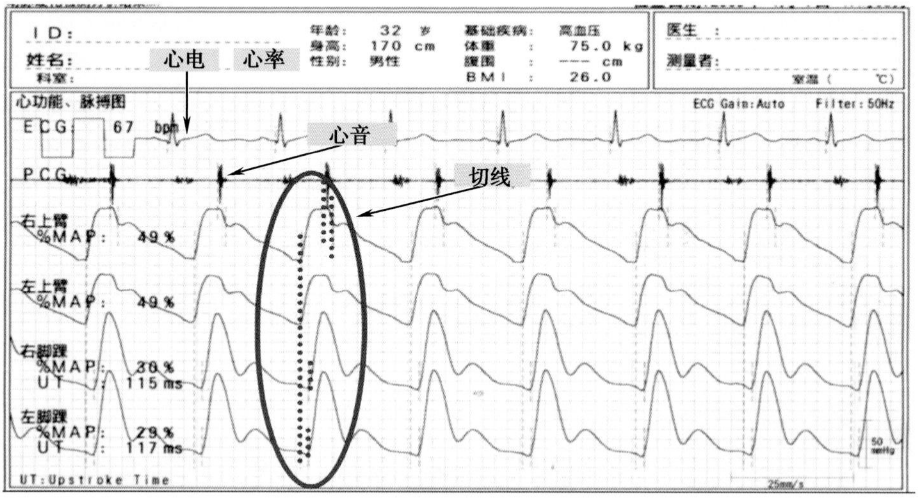

图 7-8 波形图分析切线

图 7-8 中红线所标为一组,查看是否存在连续三组以上较稳定的波形图切线可供分析,如没有,则重做。对于心律不齐的受检者,设备一般有滤波功能,设定了多个脉搏波起始点条件,仪器采集正确的脉搏波信息,从而达到测量目的。

3. 平均动脉压百分比、脉搏波上升支时间的定量 平均动脉压百分比(percentage of mean artery pressure,%MAP):波形面积的平均值对应的振幅除以脉搏波的最大振幅,百分比表示。如果有狭窄、阻塞,%MAP 的数值变大(图 7-9)。

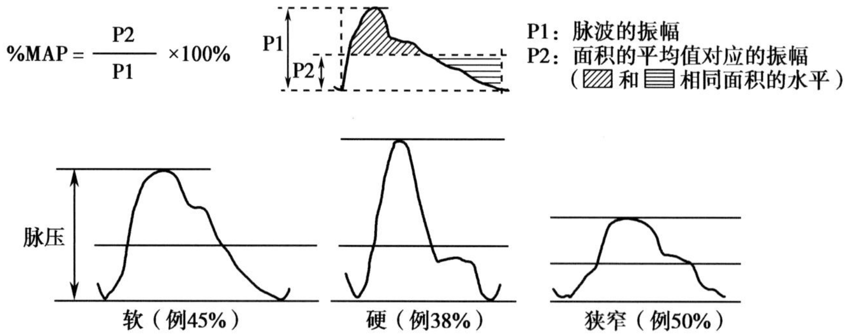

图 7-9 平均动脉压百分比及其临床意义

UT 是脉搏的发射波上升时间,指从波足到波峰的时间(图 7-10)。

PVR 下肢正常 UT<180 毫秒,%MAP<45%;而上肢受反射波影响大,UT 的自动测量有一定难度,往往需要专业人员目测判断发射波波峰,手工辅助测量,一般正常 UT<200 毫秒,%MAP 的变异更大,尚未见报道有明确的诊断价值。%MAP、UT 是 PVR 波形定量化参数,目前厂家推荐限于下肢 PVR 波形分析。

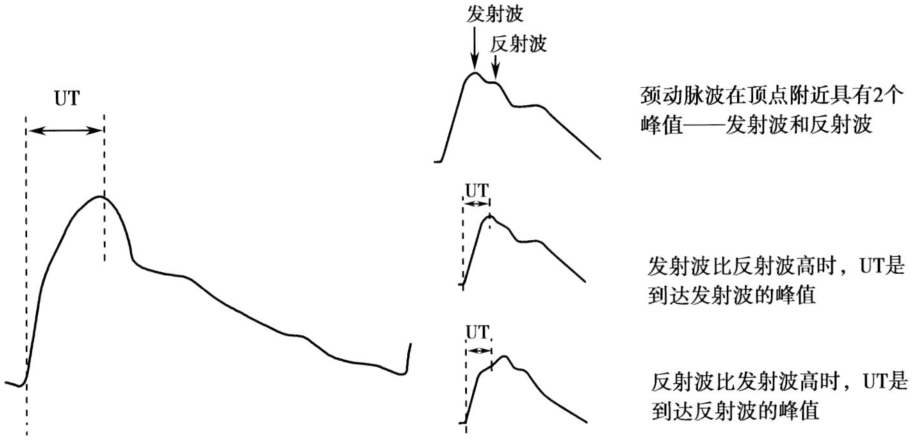

图 7-10　脉搏波上升支时间（UT）的测量

三、下肢动脉硬化或动脉狭窄的 PVR 特征

一般而言，下肢动脉硬化者 PVR 会呈现高耸尖锐的波形且 PWV 值会偏高，而动脉阻塞者 PVR 会呈现迟缓的波形，且 PWV 值会偏低，另外，UT 时间延长（图 7-11）。初步查看 baPWV 与 PVR 波形是否呈现此相关性。

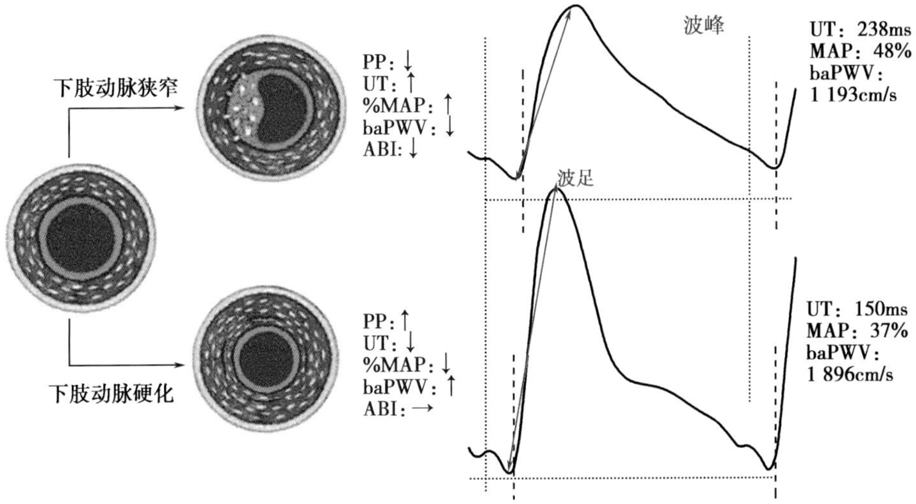

图 7-11　下肢动脉硬化或动脉狭窄的脉搏容积图特征

四、脉搏压力波震荡图(图 7-12)

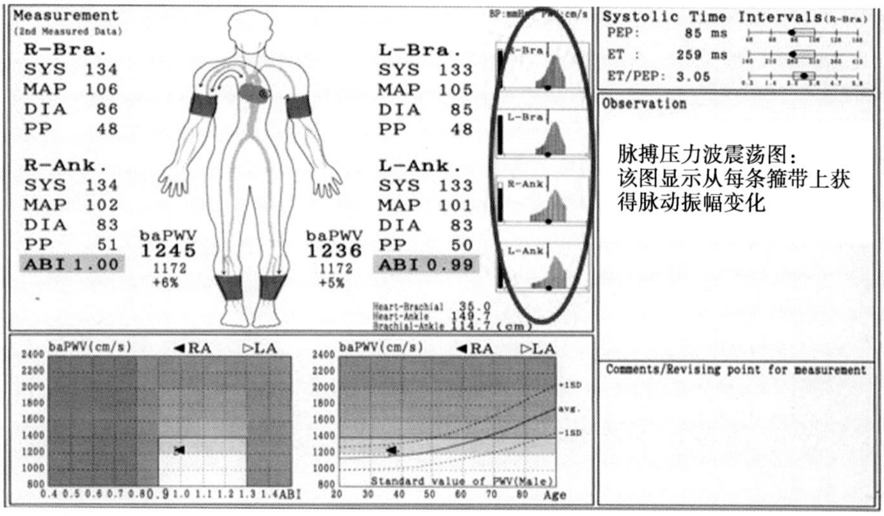

图 7-12　脉搏压力波震荡图

(一) 脉搏压力波震荡图解释(图 7-13)

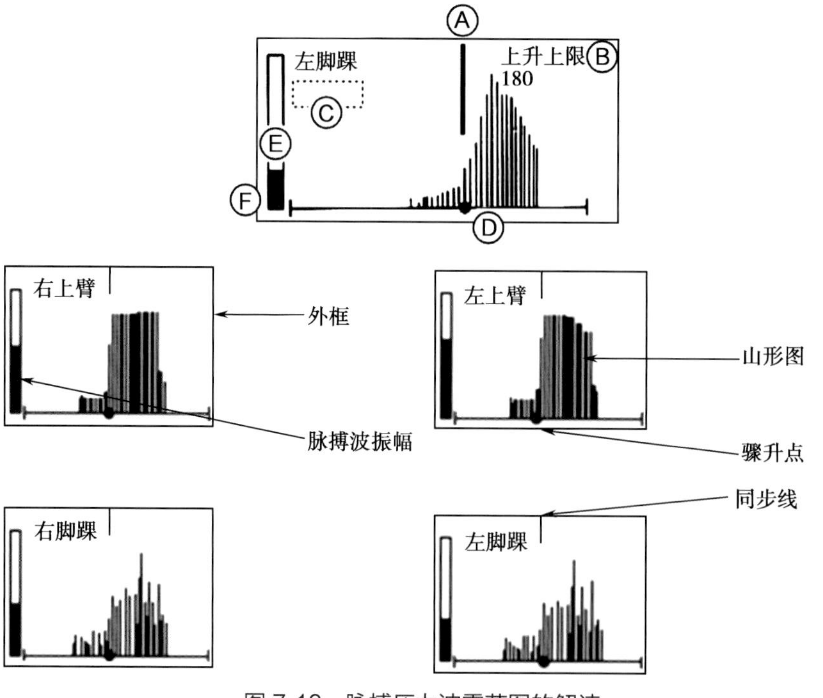

图 7-13　脉搏压力波震荡图的解读

图示各个腕带采取的搏动变化。A. 同步线：不能同期测量时，不能打印该线；B. 加压上限：加压上限值设定为"AUTO"，才能打印该设定值；C. 测量精度：表示"推测值"或者"第 1 次"时，精度可能不佳；D. ●：收缩压值，不能测量时不能打印；E. 刻度仪：表示脉搏的大小；F. 外框：怀疑上臂和脚踝有狭窄时，用粗体强调。

1. 脉搏波振幅　正常情况下，脉搏波振幅应达到振幅柱的1/2以上，如未达到1/2处：①误操作，重绑袖带重测；②受检者本身可能存在问题。

2. 山形图　正常情况下，左、右山形图应该相似，并且变化有规律，如山形图参差不齐：①误操作，重绑袖带重测；②受检者本身可能存在问题。

3. 骤升点　正常情况下，骤升点应在同一直线上，如没有骤升点或骤升点不在同一直线上，有偏差，重测。

4. 同步线　检查同步线是否存在，如没有同步线，重测。

5. 外框　外框加粗，提示可能存在四肢动脉严重狭窄；外框加粗、加黑，则提示存在测量不准（重做）或受测者本身有动脉阻塞问题或干扰。

（二）脉搏压力波震荡图质量分析

正确测量时，左、右的波形大致相同，收缩压值会落在同一骤升点（·），振幅强度棒会以涂黑表示。确认两侧脚踝脉搏振幅强度的变化与测得的血压值是否正相关，一半以上的振幅强度就可确定受试者的血压。四肢血管有明显狭窄时，脉搏振幅强度明显减小，此时不是操作原因或图形质量差。

根据显示的波形图，可以检查测量结果的可靠性。如果对测量结果有怀疑，可以检查波形图。若测量可靠（图7-14A），则呈山形，测量可靠性很高，没有移动假象之类的噪声。若测量不可靠（图7-14B），则振幅条紊乱，不呈山形，移动假象之类的噪声干扰了测量。此时可以认为是噪声信号。从波形图判定，可以认为血压读数不可靠。

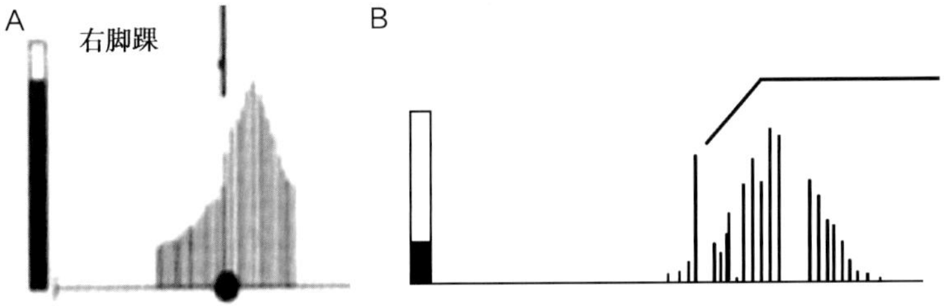

图7-14　脉搏压力波震荡图

A. 测量可靠；B. 测量不可靠。

五、检测质量不合格举例

不合格示例图（图7-15）质量差，测值不可用，可能是由受试者紧张、身体或四肢移动发抖导致的，ECG的R波受干扰。需平静后再重测一次。

由于ECG电极放置不当使得R波低电压，无法被仪器识别。变更电极位置后再重测一次。

因为身体移动使PVR呈现不稳定，提醒受测者在检查时勿移动身体或四肢，并且不要说话，再重测一次。如果是受测者无意识移动身体部位，请操作员帮忙固定此部位再测。

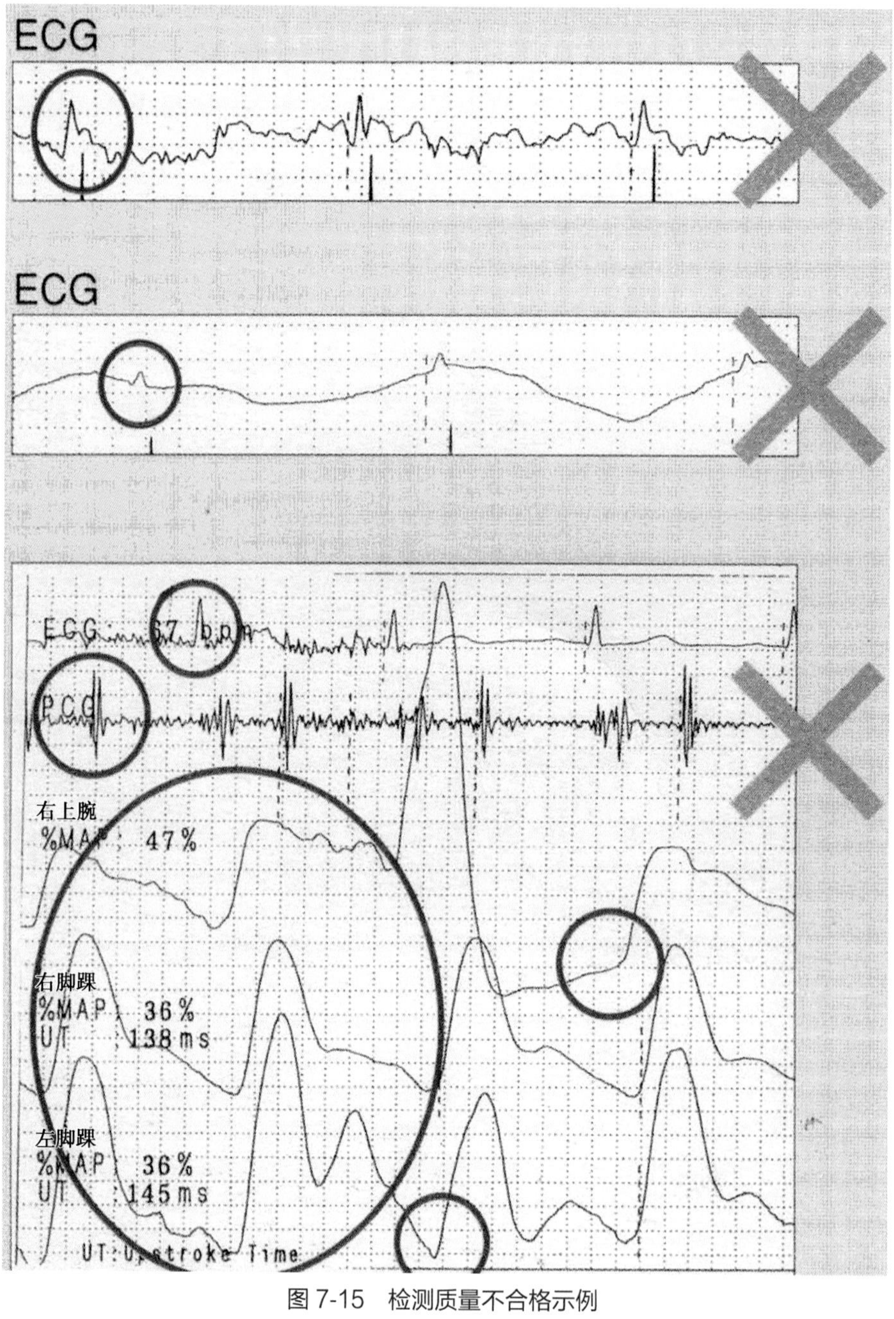

图 7-15　检测质量不合格示例

六、心脏功能的简单评估

1. 心功能评估计算　图 7-3 显示了如何根据心电图（ECG）、心音图（PCG）和脉搏容积图（PVR）各特征点之间的相互关系，用于测量 PVR 各特征点的时间间期，初步估测心脏的射血能力。

2. 报告中心功能评估指标(图 7-16)

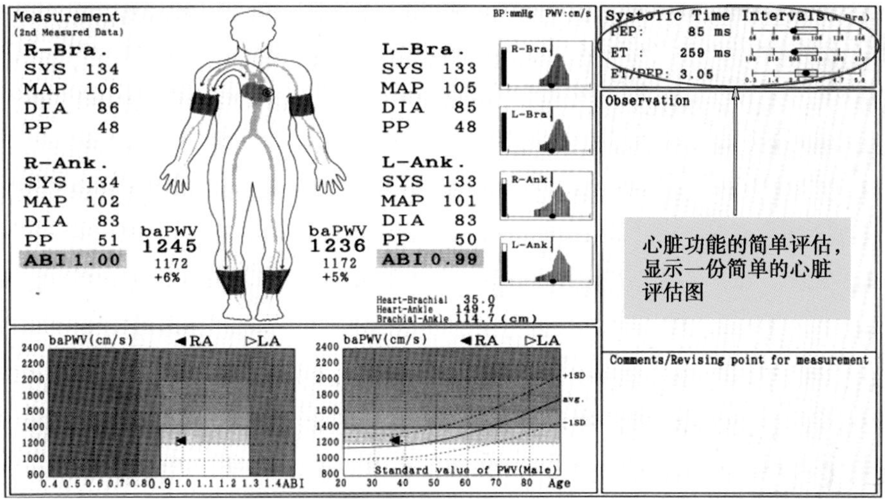

图 7-16　检测报告中心功能指标

Systolic Time Interval(STI,收缩时间间期)=ET+PEP,用于定量评估心脏收缩时间。

ET(射血时间):大动脉瓣膜从开到关闭的时间,正常为(285 ± 25)毫秒。心脏收缩增加时,ET 增加;心脏收缩减小时,ET 减小。

PEP(射血前期):从心室电刺激到大动脉瓣膜开放之间的时间,正常值为(96 ± 10)毫秒。心脏活动减慢时,PEP 增加;心脏活动加速时,PEP 减少。

ET/PEP(射血指数):正常均值为 2.94 ± 0.54。正常范围为 2.5<ET/PEP<3.69。

七、检测报告基本内容(图 7-17)

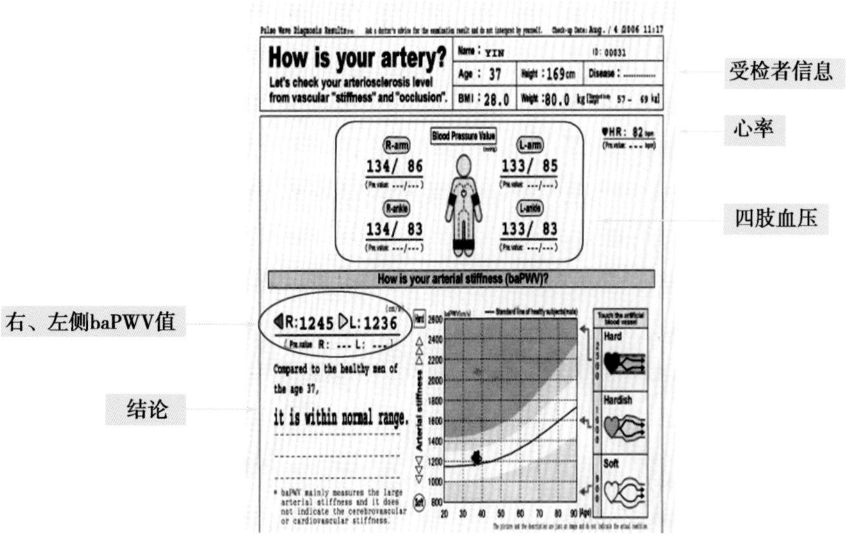

检测结果区域图	报告结论	解释与建议
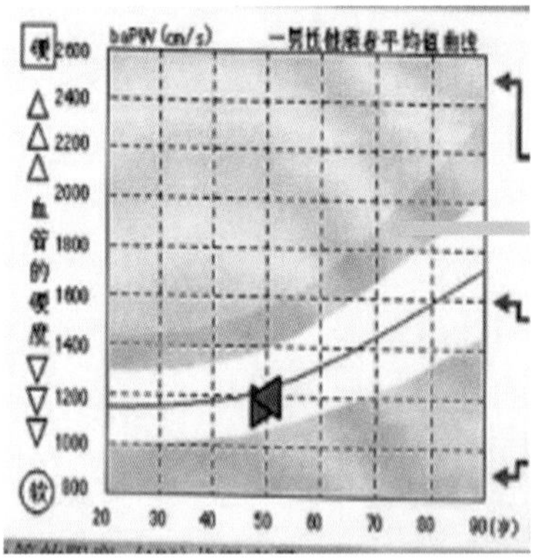	与同龄同性别健康人比较baPWV检测值在： *硬化* *正常高值* *正常* *较软*	baPWV值与同龄同性别组健康人比较， 处于： 提示： 建议：

图 7-17　示波法四肢血压测量检测报告的基本内容

八、检测数据存储和传输

测量完成后，标准模式报告和患者模式报告分别生成PDF文件，储存在仪器内，可以上传医院保存，也可以使用激光打印机打印纸质版留档。另外，所有测量数据都可以直接生成EXCEL表格，通过可移动U盘导出，用于储存和数据分析。

（蒋雄京　董 徽　贾 楠）

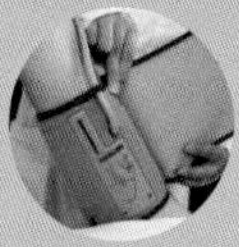

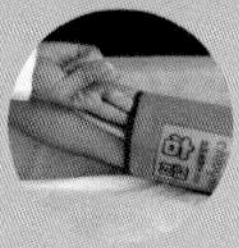

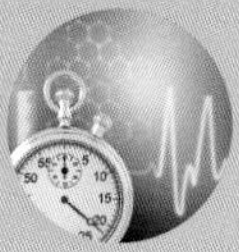

第八章

同步四肢血压和脉搏波传导速度测量仪应用介绍

一、仪器组件配置和测量场所要求

1. 仪器组件配置 目前市面上已经出现了各式各样的同步四肢血压检测仪，虽然它们外观不尽相同，但基本组成和测量原理却是一样的。基本配置都包括电脑主机、显示器、动脉血压脉动传感器、心电传感器、心音传感器、打印机等，部分可监测动脉脉搏波的仪器还包括张力传感器。

2. 测量场所要求 四肢血压测量应在合适的室温（25℃左右）、安静的环境下进行，配备受检者肘部能外展 45° 的诊疗床，有条件的医院应配备等候区和单独的检查室。

二、检测准备

1. 受检者的准备 嘱受检者测血压前 30 分钟内不要喝酒、饮咖啡、吸烟，不能进行剧烈活动，并排空膀胱，静坐休息 5~10 分钟。告知受检者在测量中袖带会自动加压，不要紧张，不要移动身体，不要讲话。若受检者穿着厚重衣物，嘱其脱掉，只留一件宽松内衣。告知受检者在检查床上以仰卧姿势平躺，脱下袜子，露出脚后跟。受检者若驼背，可以用垫子或枕头将受检者垫平；如绑袖带部位关节变形或已截肢，影响测量，需在检测报告上备注。以下情况不宜进行相应肢体的测量：受检测部位有严重的皮肤损伤或溃疡；肢体明显水肿，怀疑有深静脉血栓形成；正在输液的肢体；血液透析建立了分流的上肢。

2. 测量步骤 所有同步四肢血压检测仪的测量步骤都大致相同，包括输入受检者信息、为受检者佩戴袖带和传感器、输出结果等。以下讲解其中的主要步骤。

（1）佩戴袖带：首先需选择大小合适的袖带，这是获取准确血压值的关键。注意上臂的袖带可绑在裸露的上臂或者穿有薄衣服的上臂，但不可绑在穿有厚衣服的上臂或者卷曲的袖子上。如果袖子卷曲的部位在肱动脉上方，则测出的血压值会高于真实值。左、右侧的袖带不能接反，绑在上肢的袖带需和受检者的心脏水平齐平。绑袖带时，肱动脉需对准袖带上肱动脉的标记。袖带的松紧度以刚好容纳 2 个手指为宜（图 8-1）。

下肢袖带的佩戴原则同上肢，需注意将袖带上的传感器对准胫后动脉或足背动脉，将袖带上的标记对准内踝顶部，但不可将袖带覆盖内踝。袖带的松紧度以刚好容纳 1 个手指为宜（图 8-2）。

如果需要检测 TBI 值，除放置上臂和踝部血压袖带外，可同时放置脚趾血压袖带。袖带下缘距脚趾根部 1cm，袖带气囊标志处对准脚趾中间部位，由内往外绑缚（图 8-3）。脚趾温度过低时不能测量。

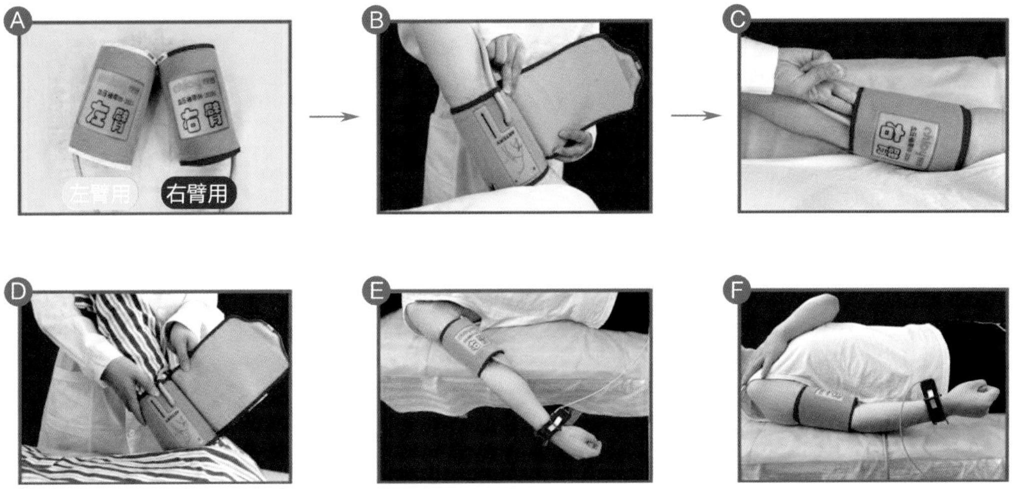

图 8-1　上臂血压袖带的放置

A. 请确认上臂袖带的左、右侧，左侧为黄色，右侧为红色；B. 上臂袖带气囊标志处对准肱动脉；C. 袖带的松紧度以刚好容纳 2 个手指为宜；D. 注意一：如果穿着薄衣服，测量时请勿将衣服重叠到上臂内侧，以便准确测量血压；E. 手臂要自然地放在床上，图中放法是错误的；F. 手臂要自然地放在床上，图中放法是错误的。

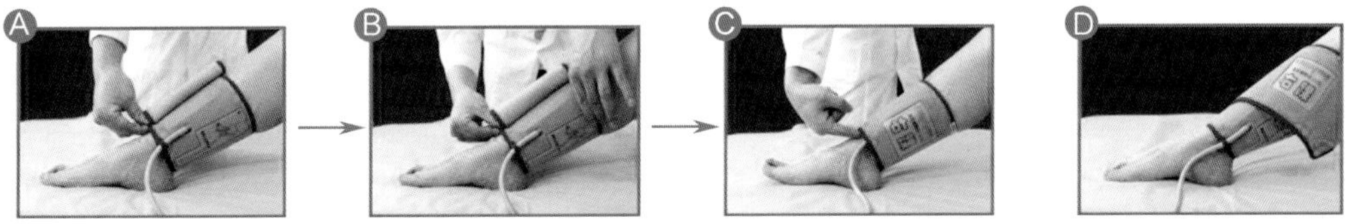

图 8-2　下肢踝部血压袖带的放置

A. 请确认下肢踝部袖带的左、右侧，左侧为黄色，右侧为红色；B. 下肢袖带气囊标志处对准下肢内踝胫后动脉；C. 然后将袖带卷好，松紧度以刚好容纳 1 个手指为宜；D. 注意：没有卷好袖带，会产生测量误差甚至不能测量。

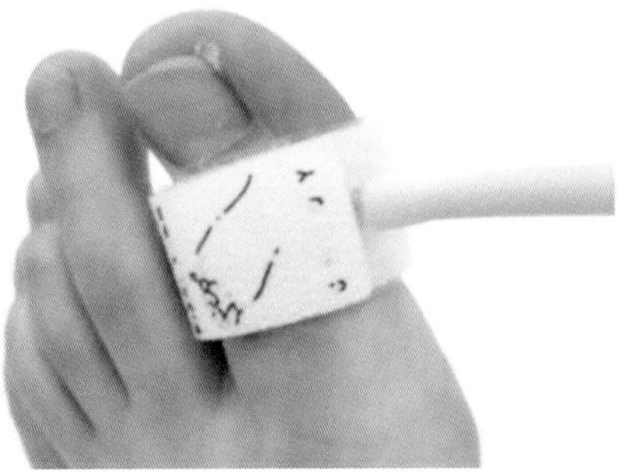

图 8-3　脚趾血压袖带的放置

(2) 安装心电传感器：先安装好左、右心电夹，注意将两个心电夹分别正确安装至左、右手腕（图 8-4）。若不能检测到 R 波，则将左手腕的心电夹安装在左脚脚背，用于检测 R 波。

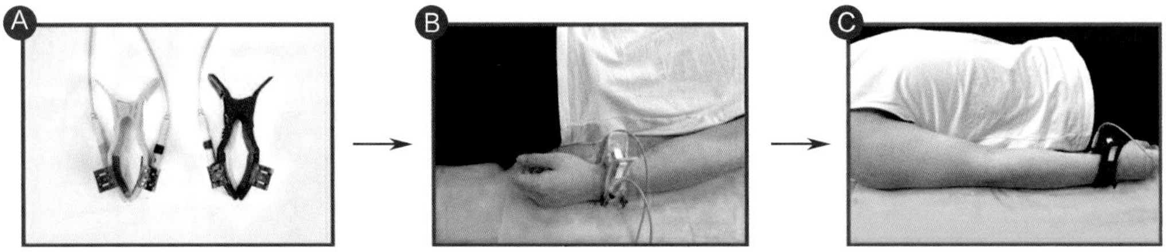

图 8-4　心电图传感器的安装

A. 请确认 ECG(心电)的左、右侧,左侧为黄色,右侧为红色,放置时请注意不要隔着衣服;B. 将左侧心电架夹在手腕处,L 对应受检者左手腕手心侧,N 对应左手腕手背侧;C. 将右侧心电架夹在手腕处,R 对应受检者右手腕手心侧。

(3)安装心音传感器:通常心音传感器需安装在第 4 肋间胸骨左缘,但是当第二心音不明时,也可以在第 3 肋间胸骨正中,或第 2 肋间胸骨右缘。当心音传感器获取的信号过小或位置不稳定时,可以在传感器上方放置心音传感器负重袋(图 8-5)。

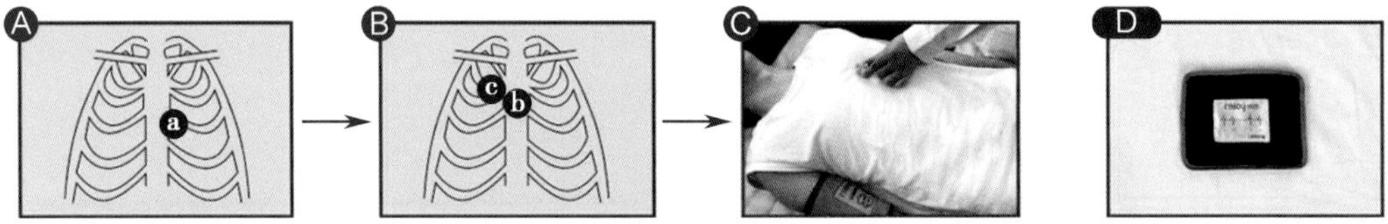

图 8-5　心音传感器的安装

A. PCG(心音)一般放在心脏侧的第 4 肋左侧(a 处);B. 如果心音的第二音不明显,也可以放在第 3 肋中间(b 处)或第 2 肋右侧(c 处);C. 放置的位置正确与否,可以通过心音的信号强弱进行判断;D. 注意:如果因为 PCG(心音)位置不稳定造成信号非常弱(特别是女性),请在心音上加上沙袋。

3. 测量常见注意事项

(1)测量前 2 小时内不要吸烟、饮酒、喝茶或咖啡。

(2)受检者脱去外衣,臂部、踝部和足部充分暴露,以便血压袖带放置,袖带不能裹在厚衣服上。

(3)受检者取仰卧位,双手掌面朝上,双足稍外旋。

(4)给患者绑好袖带检测之前,需要检查袖带或袖带软管使用得当,没有弯折或堵塞。

(5)皮肤干燥时,可能导致心电波形异常,可用生理盐水擦拭皮肤后进行测试。

(6)在测量前,应让受检者平卧休息 3~5 分钟。

(7)受检者的精神状态及合作程度对记录质量及测量参数均有很大影响,如检查时精神紧张、焦虑不安可使血压不稳定,肢体抖动可使波形紊乱。所以,在检查前应向受检者说明此项检查对人体不造成任何危害和痛苦,要求其不要紧张、平稳呼吸,检测过程中不要说话和肢体活动,取得受检者的充分合作。

(8)当使用该仪器的同时使用手机,有可能会给设备带来干扰。

(9) 当系统受到干扰时，检测结果可能会受影响，应在排除干扰后对检测结果进行判读。

(10) 患者的身高范围应在 120~210cm，否则数据可能有误差。

(11) 仪器检测过程中不能有连续不断的外部震动，患者必须平躺，不能活动或者说话，否则测量结果可能有误差。

(12) 仪器检测过程中操作者不能远离设备，如果患者感到不舒服，需要终止检测。

三、检测

新建受检者界面后，可在人体图上选择四肢同步、单侧同步、单肢体检测模式，也可调整充气目标值上限：160~300mmHg。检测界面实时显示心音图、心电图、肢体脉搏波形，可测踝臂指数（ABI）、臂踝指数（BAI）、肱踝脉搏波传导速度（PWV）、收缩压（SBP）、舒张压（DBP）、平均压（MBP）等（图 8-6）。

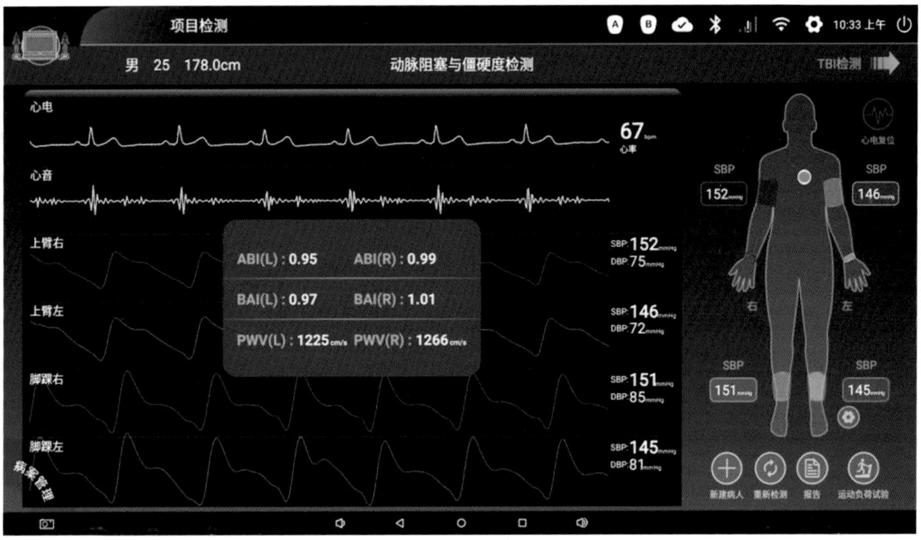

图 8-6　一款国产仪器界面实时显示区和人体示意图区

检测部位选择完成后，告知受检者保持平静呼吸、勿动、放松，观察受检者配合状态，复核人机连接是否准确，一切准备就绪后，通知检测即将开始，需时间 2~5 分钟，点击“开始”按钮进行检测。观察显示屏上获取的 PVR 波形和数值是否质控合格，如不合格，则分析原因，排除干扰后重复测量，直到获取质控良好的结果。检测结束后，点击“报告”按钮，生成报告单（图 8-7）。

四、报告单处理和数据管理

报告单处理主要包括：生成报告单，保存报告单，另存为图片 /PDF 文件，打印报告单。报告单完成后，测量数据会自动保存在病案数据库。病案管理界面可显示病例报告单，进行报告单信息的修改、删除、打印、导出、备份、搜索、收藏、排序、追加检测、数据分类统计以及网络数据库读写等操作。

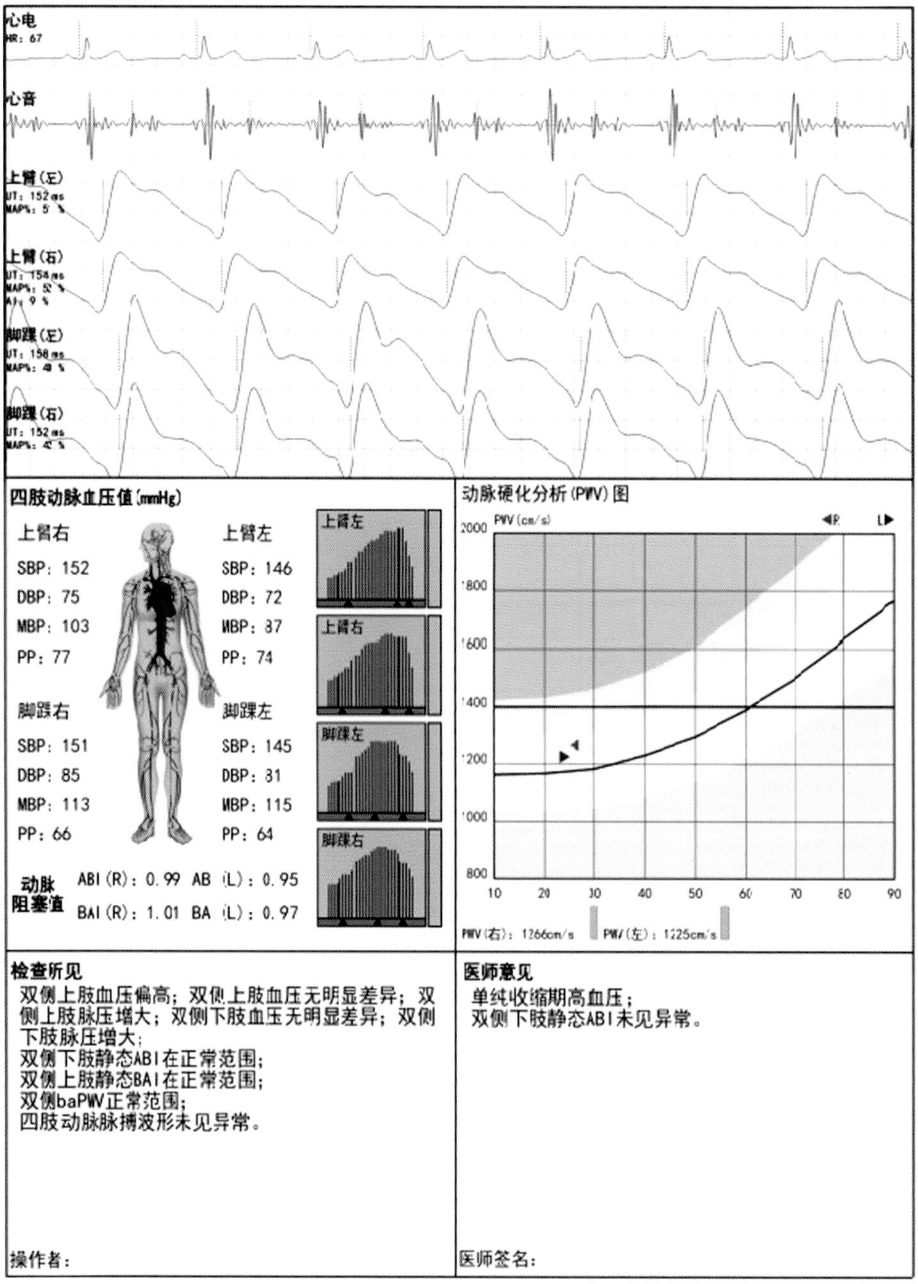

图 8-7　一款国产仪器检查结果报告单格式

（邹玉宝　张 英　程 康）

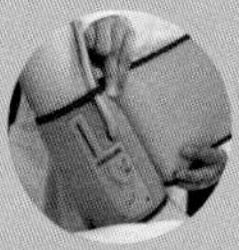

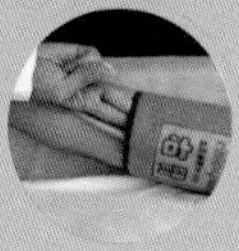

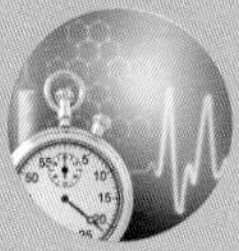

第九章

同步四肢血压和脉搏波传导速度测量临床病例图谱

第一节 心脏疾病

一、心房颤动（房颤）

【病例1】男性，59岁，心房颤动病史8年，2年前开始反复心悸。

1. 心电图 心律绝对不齐、心房颤动（图9-1）。

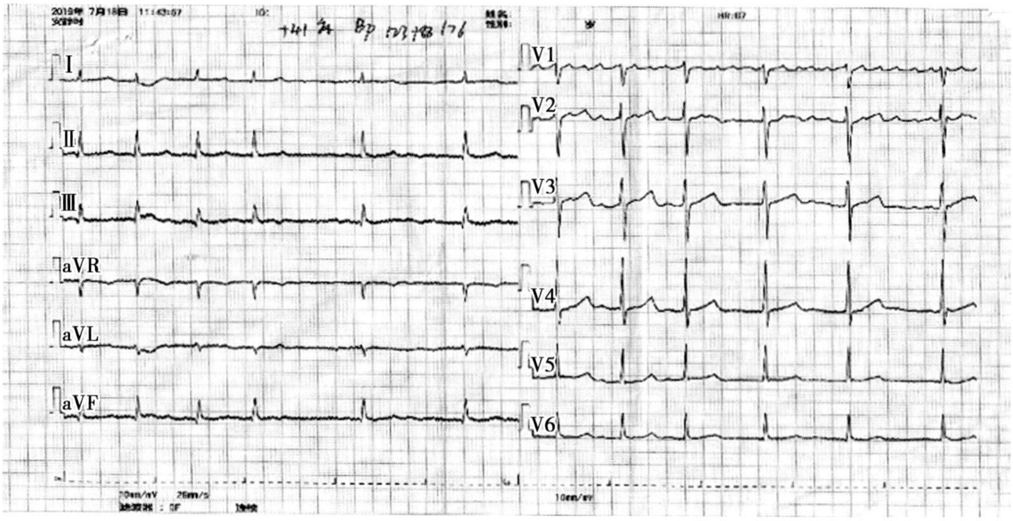

图9-1 病例1心电图

2. 同步四肢血压和脉搏波传导速度测量（图9-2）及报告分析

（1）四肢压力波形分析：双上肢/双下肢脉搏波形同步出现，前3个脉搏波形态、大小正常，波间的节律不同。第4个波和第5个波间距明显缩小，属于不正常压力波，特征为矮小波，提前发生，收缩压/舒张压明显降低，表明快速房颤严重损害血流压力传递，此时UT和%MAP一般在正常范围内。矮小波与心电图/心音图的节律在上/下肢动脉同时发生，表明房颤对整个体循环的压力均有同样的不良影响。

（2）四肢血压及ABI分析：双上肢/双下肢高大压力波的收缩压、舒张压和脉压无特殊异常；臂间收缩压差为2mmHg，无踝间收缩压差；ABI左侧为1.19，右侧为1.19，提示上/下肢动脉无明显狭窄。矮小波的收缩压/舒张压明显降低，但臂间和踝间收缩压差无显著异常，提示是由心脏节律异常导致射血减少，体循环压力降低。如果这种矮小波占比高，患者会发生明显心慌、气短，甚至低血压休克或晕厥，有助于观察了解患者症

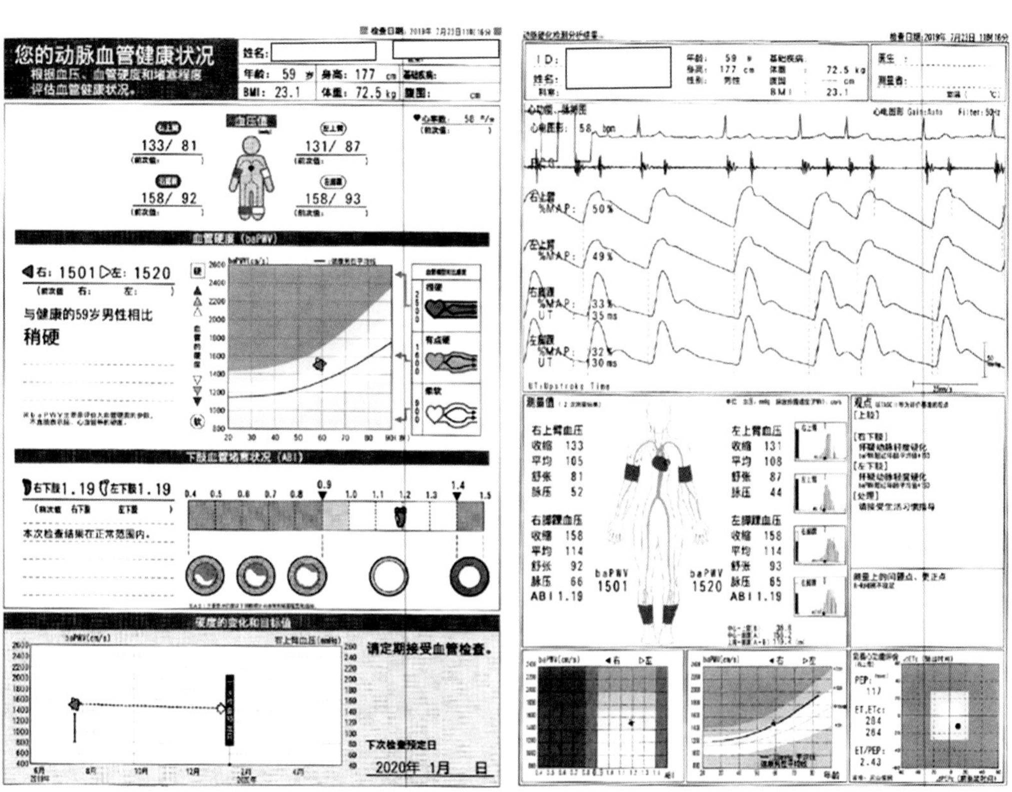

图 9-2　病例 1 同步四肢血压和脉搏波传导速度测量

状与节律的关系。

(3) baPWV 分析：baPWV 左侧为 1 501cm/s，右侧为 1 520cm/s，Δ baPWV 为 19cm/s。双侧 baPWV 基本对称，说明房颤导致的心律不齐呈对称性影响两侧 baPWV 的测量；双侧 baPWV 轻度升高，反映大动脉僵硬度增加。

(4) 结论：①房颤不规则的节律导致一些压力波显著降低，可能引起临床症状；②四肢动脉及胸腹主动脉无显著狭窄；③大动脉硬度在轻度增高的范围内。

3. 房颤导管消融术后心电图　窦性心动过缓，心脏节律已恢复正常(图 9-3)。

4. 房颤导管消融术后同步四肢血压和脉搏波传导速度测量(图 9-4)及报告分析

(1) 四肢压力波形分析：较术前相比，术后双上肢 / 下肢压力的 8 个完整波形大小、形态一致，波形质控好，节律恢复正常。

(2) 四肢血压和 ABI 分析：双上肢 / 双下肢收缩压、舒张压和脉压均正常，臂间压差为 2mmHg；无踝间压差；ABI 左侧为 1.17，右侧为 1.17，提示上 / 下肢动脉无明显狭窄；由心脏节律恢复正常导致四肢脉搏每搏恢复正常。

(3) baPWV 分析：baPWV 左侧为 1 246cm/s，右侧为 1 291cm/s，Δ baPWV 为 45cm/s。术后双侧 baPWV 基本对称且恢复到正常范围内，提示术后大动脉僵硬度正常，这表明房颤状态下取高大压力波测量可能影响 baPWV 测值。

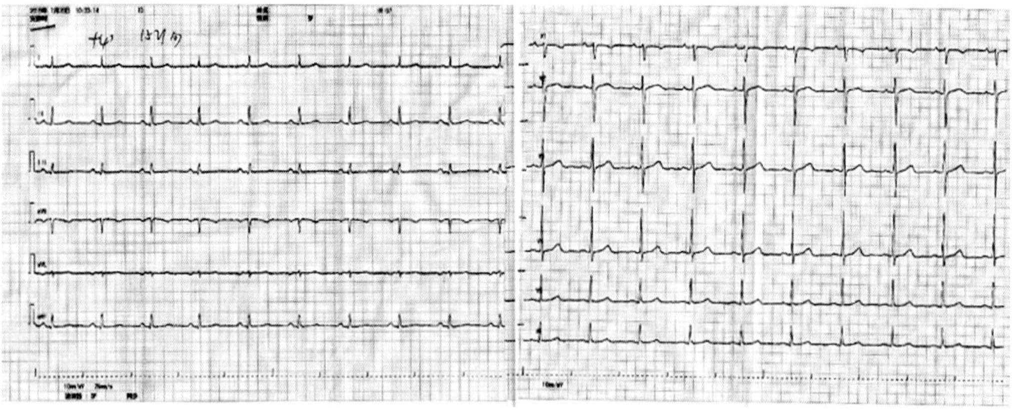

图 9-3　病例 1 房颤导管消融术后心电图

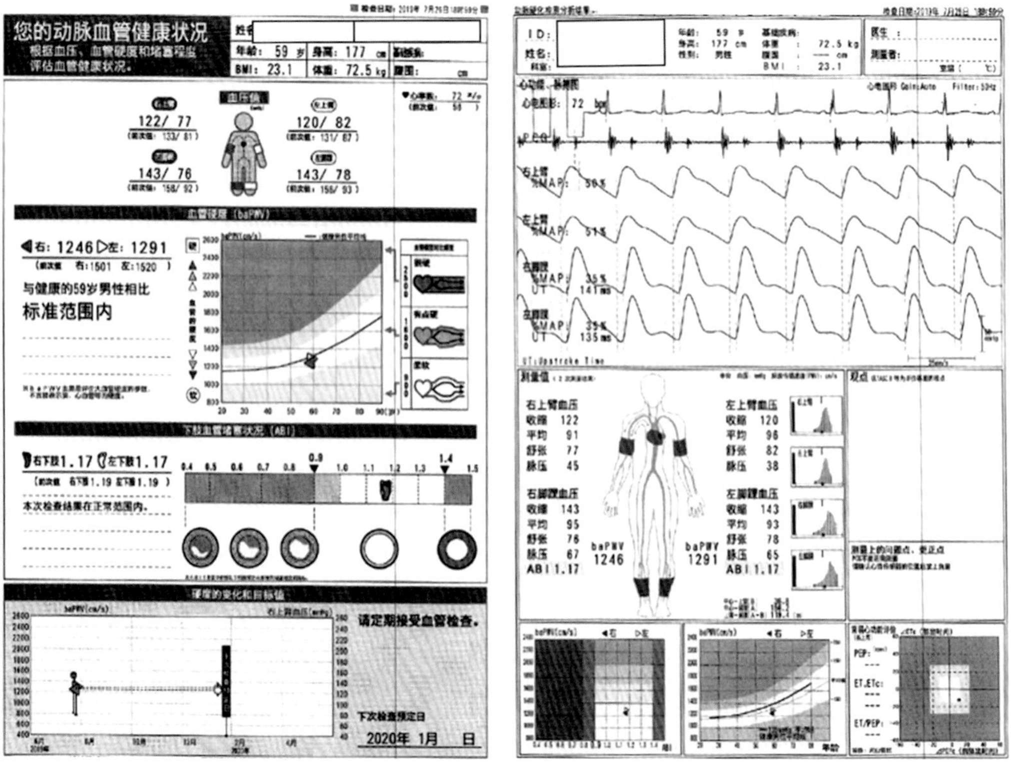

图 9-4　病例 1 房颤导管消融术后同步四肢血压和脉搏波传导速度测量

(4) 结论：①房颤消融术后心脏节律恢复正常，矮小波消失；②四肢动脉及胸腹主动脉无显著狭窄；③房颤消融术后 baPWV 恢复到正常范围内。

【病例 2】男性，53 岁，活动后心慌、气短 3 年。心电图示心房颤动。

1. 心电图　房颤，心律绝对不齐（图 9-5）。

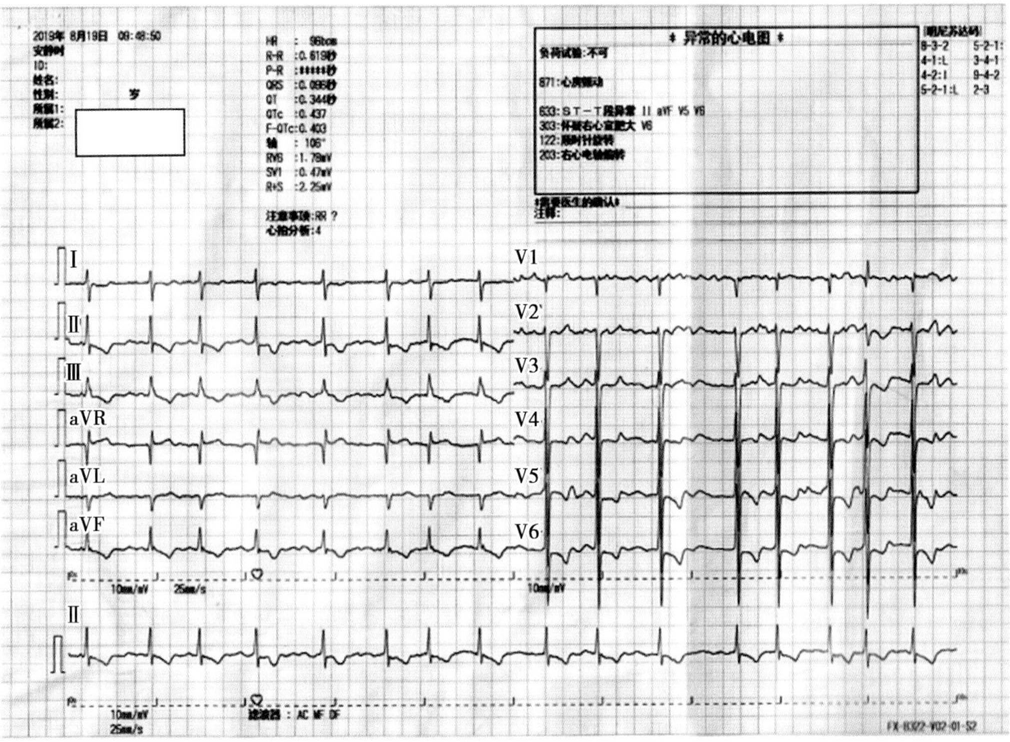

图 9-5　病例 2 心电图

2. 同步四肢血压和脉搏波传导速度测量（图 9-6）及报告分析

（1）四肢压力波形分析：双上肢 / 双下肢脉搏波形同步出现，共记录到 8 个 PVR 波形，但节律不规则；异常脉搏波形与心电图、心音图的节律同时发生，表明房颤同步影响整个体循环的压力。前 3 个脉搏波形态、大小正常，波间的节律不同。第 4 个波、第 6 个波和第 8 个波间距明显缩小，特征为矮小波，提前发生，收缩压 / 舒张压明显降低，表明快速室率房颤严重损害血流压力传递，此时 UT 和 %MAP 一般在正常范围内。矮小波与心电图 / 心音图的节律在上 / 下肢动脉同时发生，表明房颤对整个体循环的压力均有同样的不良影响。

（2）四肢血压及 ABI 分析：双上肢 / 双下肢高大压力波的收缩压、舒张压和脉压无明显异常；臂间收缩压差为 4mmHg，踝间收缩压差为 3mmHg；ABI 左侧为 1.07，右侧为 1.09，提示上 / 下肢动脉无明显狭窄；矮小波的收缩压 / 舒张压明显降低，但矮小波的臂间和踝间收缩压差也无显著异常，提示是由心脏节律异常导致射血减少，体循环压力对称降低。

（3）baPWV 分析：baPWV 左侧为 1 517cm/s，右侧为 1 545cm/s，Δ baPWV 为 28cm/s。双侧 baPWV 基本对称，说明房颤导致的心律不齐呈对称性影响两侧 baPWV 的测量；双侧 baPWV 轻度升高，反映大动脉僵硬度增加。

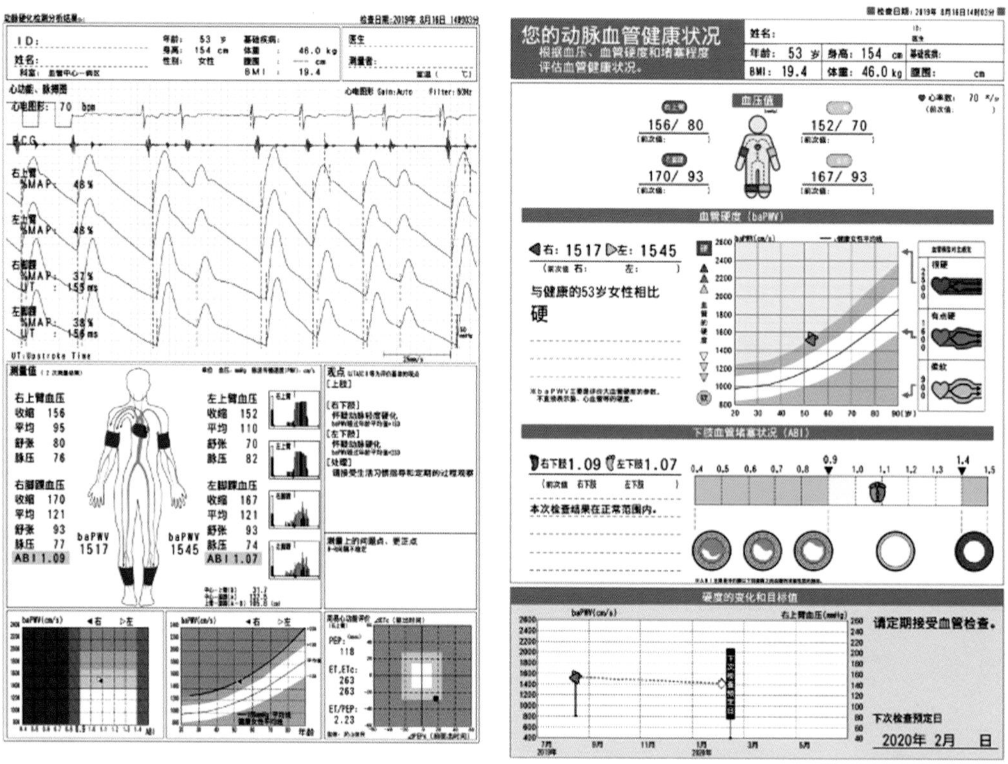

图 9-6　病例 2 同步四肢血压和脉搏波传导速度测量

(4) 结论：①房颤不规则的节律导致一些压力波显著降低，四肢压力波降低与心电图和心音图节律同步，可能引起血流动力学不稳定，诱发临床症状；②四肢脉搏波形 UT 及 %MAP 正常，双侧收缩压差及 ABI 正常，提示四肢动脉及胸腹主动脉无显著狭窄；③大动脉硬度在轻度增高的范围内。

二、室性期前收缩（室早）

【病例 3】男性，73 岁，反复心慌 4 年。

1. **心电图**　偶发性心室性期前收缩（图 9-7）。

2. **同步四肢血压和脉搏波传导速度测量（图 9-8）及报告分析**

(1) 四肢压力波形分析：双上肢 / 双下肢脉搏波形同步出现，共记录到 7 个规整的波形，除第 5 个波提前出现外，其余脉搏波节律规则，形态、大小正常，表明波形质控好；四肢动脉异常脉搏波形与心电图、心音图的节律同时发生，表明室早对整个体循环的压力有明显不良影响。第 5 个波间距明显缩小，特征为矮小波，提前发生，收缩压 / 舒张压明显降低，表明偶发室早严重损害血流压力传递，此早搏一般不计入仪器分析波形。正常心律压力的波形态正常。

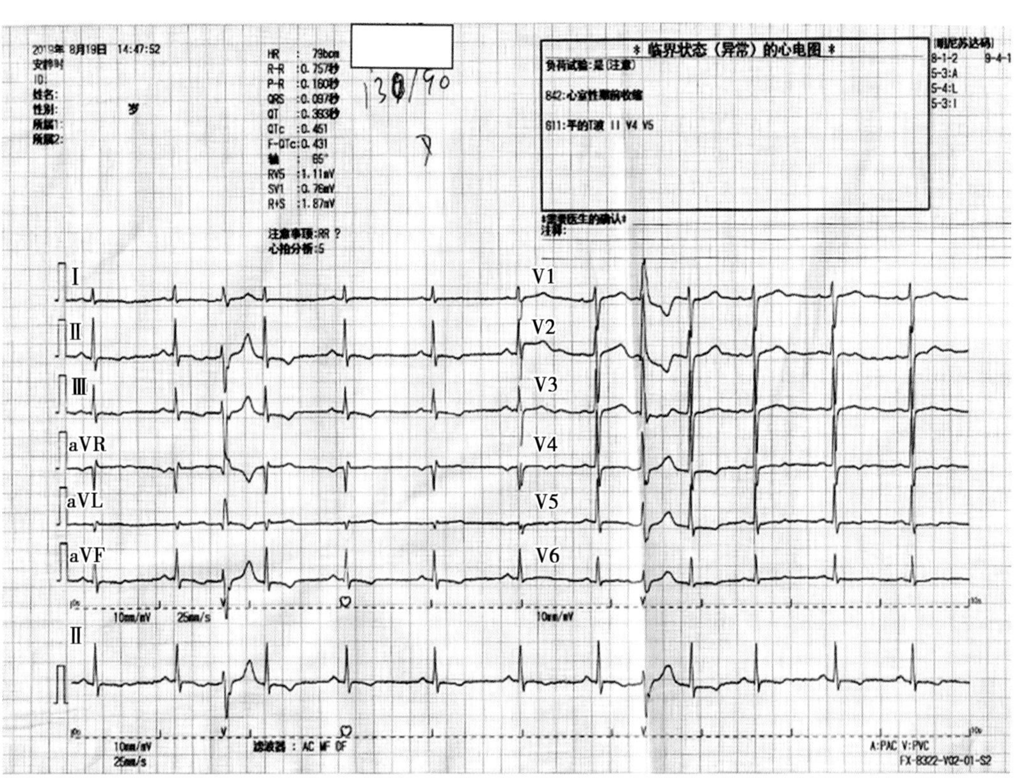

图 9-7　病例 3 心电图

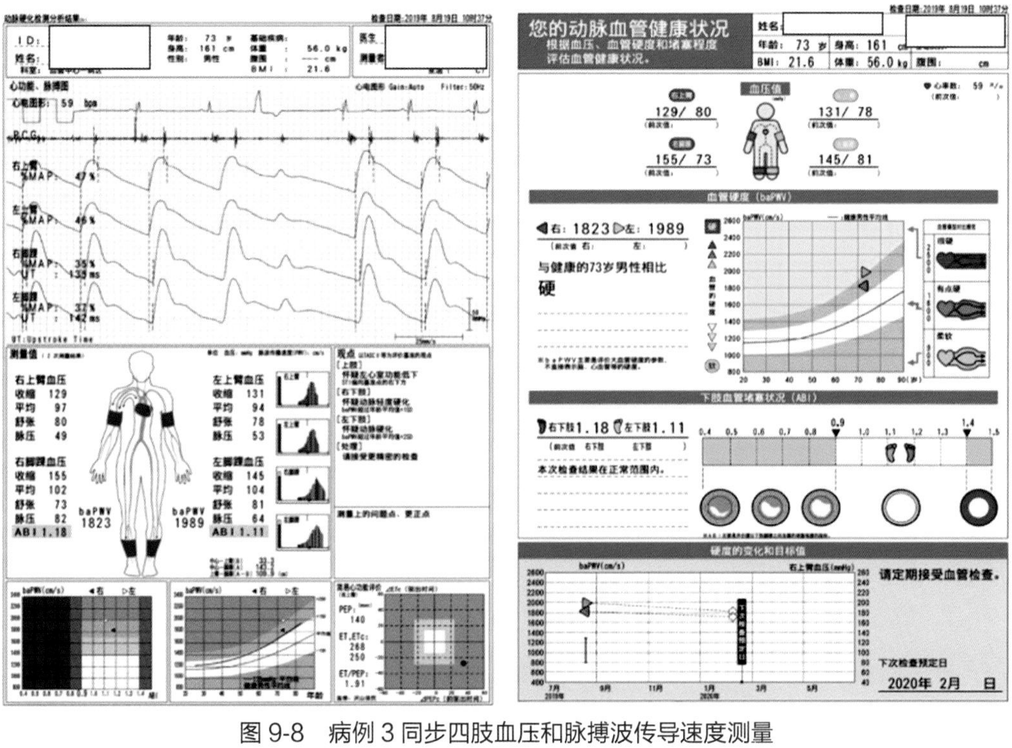

图 9-8　病例 3 同步四肢血压和脉搏波传导速度测量

⑵四肢血压及 ABI 分析：双上肢 / 双下肢高大压力波的收缩压、舒张压和脉压无特殊异常；臂间收缩压差为 2mmHg，踝间收缩压差为 10mmHg；ABI 左侧为 1.11，右侧为 1.18，提示上 / 下肢动脉无明显狭窄。矮小波的收缩压 / 舒张压明显降低，但矮小波的臂间和踝间收缩压差也无显著异常，提示是由心脏节律异常导致射血减少，体循环压力对称降低。

⑶ baPWV 分析：baPWV 左侧为 1 823cm/s，右侧为 1 989cm/s，Δ baPWV=166cm/s。双侧 baPWV 轻度不对称，双侧 baPWV 重度升高，反映大动脉僵硬度显著增加。室早的压力波改变一般不能被仪器识别或不计入有效测量的波，故其不影响脉搏波 baPWV 的测量。

⑷结论：①室早影响左心室射血功能，导致相应压力波显著降低，可能引起临床症状；②四肢血压，UT 及 %MAP、双侧收缩压差及 ABI 均正常，提示四肢动脉及胸腹主动脉无显著狭窄；③ baPWV 重度增高，提示大动脉硬度高；④室早一般不影响 baPWV 的测量。

三、主动脉瓣大量反流

【病例 4】男性，48 岁，活动后出现胸闷、气短、乏力 1 年。超声心动图示主动脉瓣关闭不全。拟行外科主动脉瓣机械瓣置换手术。

1. 超声心动图　主动脉瓣二瓣化畸形，主动脉瓣轻度狭窄伴大量反流，升主动脉瘤样扩张，EF 正常为 63%，室间隔厚度为 11mm，左室舒张末期前后径为 68mm（图 9-9）。

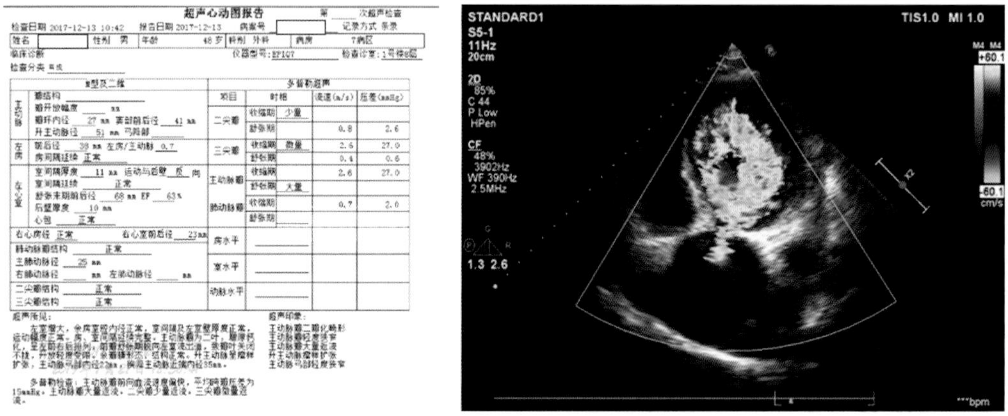
超声心动图报告　第　次超声检查
检查日期 2017-12-13 10:42　报告日期 2017-12-13　病案号　记录方式 录录
姓名　性别 男　年龄 48 岁　科别 外科　病房 7病区
临床诊断　仪器型号：EPIQ7　检查诊室：1号楼8区
检查分类 B线

M型及二维		多普勒超声			
主动脉	瓣结构；瓣开放幅度 mm；瓣环内径 27 mm 窦部前后径 41 mm；升主动脉径 51 mm 弓降部	项目	时相	流速(m/s)	压差(mmHg)
		二尖瓣	收缩期 少量		
			舒张期	0.8	2.6
左房	前后径 39 mm 左房/主动脉 0.7；房间隔延续 正常	三尖瓣	收缩期 微量	2.6	27.0
			舒张期	0.4	0.6
左心室	室间隔厚度 11 mm 运动与后壁 反 向；室间隔延续 正常；舒张末期前后径 68 mm EF 63%；后壁厚度 10 mm；心包 正常	主动脉瓣	收缩期	2.6	27.0
			舒张期 大量		
		肺动脉瓣	收缩期	0.7	2.0
			舒张期		
右心房径 正常　右心室前后径 23mm		房水平			
肺动脉瓣结构 正常；主肺动脉径 25 mm；右肺动脉径 mm 左肺动脉径 mm		室水平			
二尖瓣结构 正常；三尖瓣结构 正常		动脉水平			

超声所见：
左室增大，余房室腔内径正常，室间隔及左室壁厚度正常，运动幅度正常。房、室间隔延续完整。主动脉瓣为二叶，瓣膜钙化，呈左前右后排列，[illegible]，开放轻度受限。余瓣膜形态、结构正常。升主动脉呈瘤样扩张，主动脉弓部内径22mm，胸降主动脉近端内径35mm。
多普勒检查：主动脉瓣前向血流速度偏快，平均跨瓣压差为15mmHg。主动脉瓣大量返流，二尖瓣少量返流，三尖瓣微量返流。

超声印象：
主动脉瓣二瓣化畸形
主动脉瓣轻度狭窄
主动脉瓣大量返流
升主动脉瘤样扩张
主动脉弓部轻度狭窄

图 9-9　病例 4 超声心动图

2. 胸主动脉 CTA　胸主动脉 CTA 显示升主动脉扩张（53mm），头臂干、左颈总和双锁骨下动脉通畅（图 9-10）。

3. 同步四肢血压和脉搏波传导速度测量(图 9-11)及报告分析

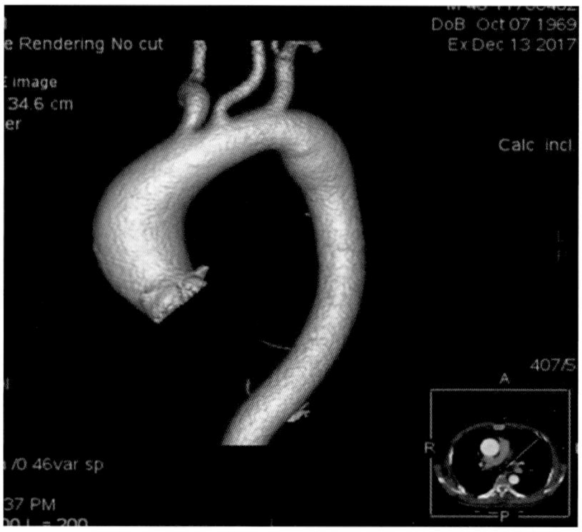

图 9-10　病例 4 胸主动脉 CTA

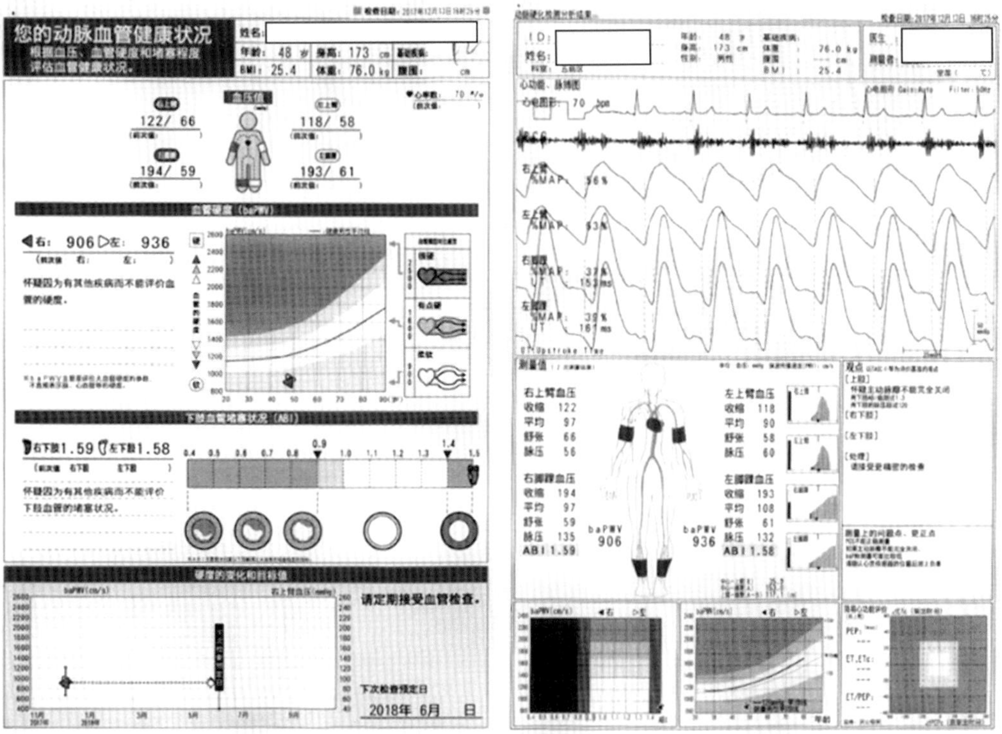

图 9-11　病例 4 同步四肢血压和脉搏波传导速度测量

(1)四肢压力波形分析:双上肢 / 双下肢 8 个脉搏波形态规整,波形质控好;双上肢反射波叠加在初始波峰上,导致波峰后移,UT 假性增大。心电图节律正常,而心音图存在舒张期杂音。双下肢收缩压升高而舒张压明显降低,均提示存在主动脉瓣重度反流。双下肢 UT 和 %MAP 在正常范围,表明上游血管无明显狭窄。

⑵四肢血压和 ABI 分析：双上肢血压右侧为 122/66mmHg，左侧为 118/58mmHg，臂间收缩压差为 4mmHg，说明无上肢动脉狭窄。

双下肢血压右侧为 194/59mmHg，左侧为 193/61mmHg，舒张压对称降低，脉压对称性显著异常升高，符合主动脉瓣重度反流的血流动力学特征；踝间压差为 1mmHg，ABI 左侧为 1.59，右侧为 1.58，双侧均异常升高（>1.40），ΔABI 为 0.01，提示下肢动脉无狭窄。

本例患者 48 岁，无下肢动脉钙化或硬化的证据，也无双侧上肢动脉狭窄的证据，系主动脉瓣重度反流导致主动脉顺应性过高，下肢脉压放大过度所致。

⑶baPWV 分析：baPWV 右侧为 906cm/s，左侧为 936cm/s，双侧对称性减低，ΔbaPWV 为 30cm/s，提示主动脉弹性增加，符合主动脉瓣重度反流的推论。

⑷结论：①主动脉瓣重度反流导致四肢舒张压减低，下肢收缩压异常增高，脉压显著增大；②四肢动脉及胸腹主动脉无狭窄；③主动脉瓣重度反流使大动脉代偿性弹性增加，主动脉顺应性增加。ABI>1.40 系下肢脉压放大过度所致。

4. 主动脉瓣置换术后同步四肢血压和脉搏波传导速度测量（图 9-12）及报告分析

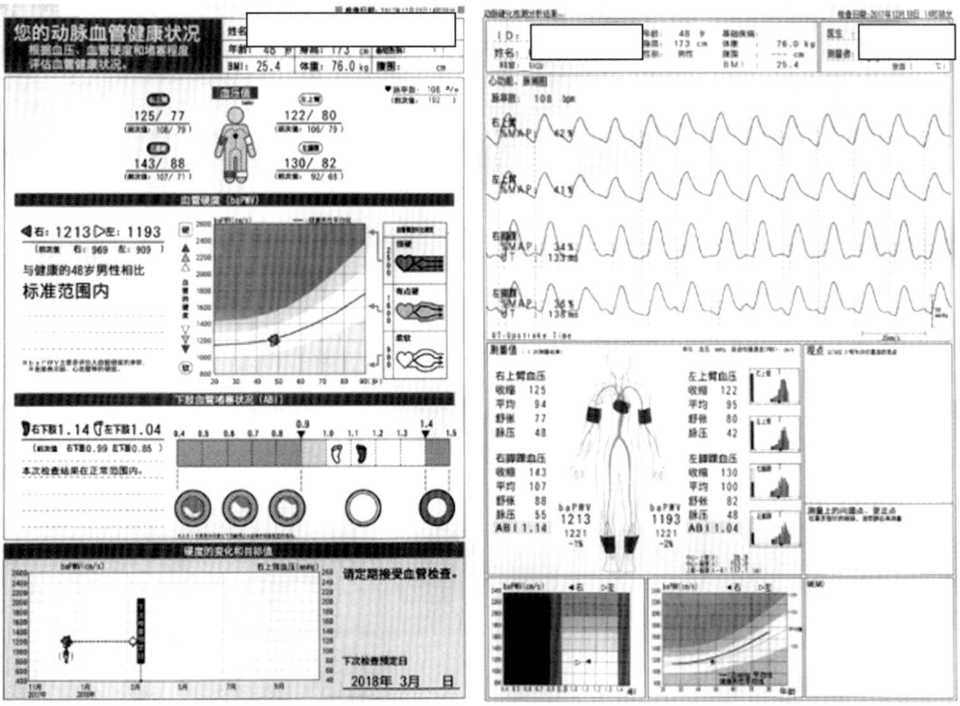

图 9-12　病例 4 主动脉瓣置换术后同步四肢血压和脉搏波传导速度测量

⑴四肢压力波形分析：较术前相比，术后测量记录到双上肢 / 双下肢压力的 12 个完整 PVR 波形，大小、形态一致，波形质控好；心电图节律正常，心率偏快，双上肢波形对称，UT 在正常范围。双下肢波形对称，%MAP 和 UT 均在正常范围内。上述表明，四肢上游血管均无明显狭窄。

(2) 四肢血压和 ABI 分析：双上肢血压右侧为 125/77mmHg，左侧为 122/80mmHg，脉压右侧为 48mmHg，左侧为 42mmHg，较术前恢复正常；臂间收缩压压差为 4mmHg，提示无上肢动脉狭窄。

双下肢血压右侧为 143/88mmHg，左侧为 130/82mmHg，脉压右侧为 55mmHg，左侧为 48mmHg，均恢复正常范围；踝间收缩压压差为 13mmHg，ABI 左侧为 1.14，右侧为 1.04，均恢复至正常范围，ΔABI 为 0.10。

手术前、后四肢血压变化表明，术前压力异常系主动脉瓣大量反流所致。

(3) baPWV 分析：baPWV 右侧为 1 213cm/s，左侧为 1 193cm/s，ΔbaPWV 为 20cm/s，与术前比较，下肢收缩压显著下降，但 baPWV 反而显著升高，表明主动脉顺应性显著影响 baPWV 测值。

(4) 结论：①主动脉瓣大量反流是主动脉顺应性增大的主要原因，导致下肢脉压异常放大，ABI>1.40。主动脉瓣机械瓣置换术后使四肢动脉的收缩压、舒张压和脉压恢复正常。②四肢动脉及胸腹主动脉无显著狭窄。③主动脉瓣机械瓣置换术后主动脉顺应性恢复正常，导致下肢收缩压下降，但 baPWV 升高。

【病例 5】男性，83 岁，劳力性胸闷、气促 1 年，加重 1 个月。心脏超声示主动脉瓣大量反流。

1. 同步四肢血压和脉搏波传导速度测量(图 9-13)及报告分析

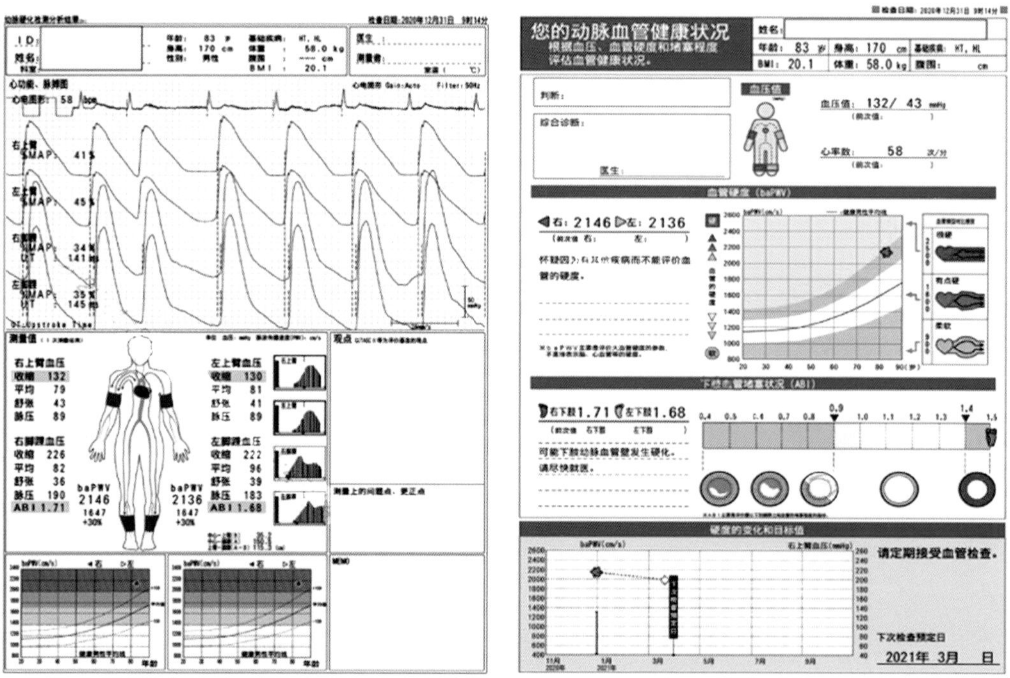

图 9-13　病例 5 同步四肢血压和脉搏波传导速度测量

(1) 四肢压力波形分析：

1) 四肢压力波形质控：四肢波形连续、规整，形态相似度高，无干扰波。

2) PVR 参数分析：双上肢脉搏波形态大致正常，反射波与初始波波峰叠加，UT 在正常范围；下降支无主动脉瓣关闭切迹。双下肢波形呈高尖对称改变，UT 和 %MAP 在正常范围。上述表明，无显著四肢动脉或胸降主动脉狭窄。

(2) 四肢血压分析：双上肢血压右侧为 132/43mmHg，左侧为 130/41mmHg，臂间收缩压差为 2mmHg；脉压左侧为 89mmHg 右侧为 89mmHg。以上提示无显著上肢动脉狭窄，但舒张压低脉压大，提示主动脉瓣大量反流。

踝部血压右侧为 226/36mmHg，左侧为 222/39mmHg，臂间收缩压差为 4mmHg；脉压右侧为 190mmHg，左侧为 183mmHg；ABI 右侧为 1.71，左侧为 1.68，均大于 1.40，ΔABI 为 0.03。

上述表明，无显著下肢动脉或胸降主动脉狭窄，但下肢收缩压较上肢明显对称增高，而舒张压与上肢差异不大，导致下肢脉压极度对称性增大，本例无双上肢动脉严重狭窄或下肢动脉不可压缩的证据，提示存在主动脉瓣大量反流。

(3) baPWV 分析：baPWV 左侧为 2 136cm/s，右侧为 2 146cm/s，ΔbaPWV 为 10cm/s，两侧 baPWV 对称且均大于 1 800cm/s。上述提示，存在主动脉及下肢动脉僵硬度显著增加。

(4) 结论：①四肢波形质控良好；②双臂血压及 PVR 波形对称，UT 在正常范围，表明无显著狭窄，但舒张压过低，且 PVR 下降支无主动脉瓣关闭切迹，提示主动脉瓣大量反流；③双踝收缩压称性增高，而舒张压对称降低，脉压极度对称性增高，双侧 ABI 均大于 1.40，差值为 0.03，UT 和 %MAP 对称且正常，表明无显著下肢动脉或胸降主动脉狭窄，但存在主动脉瓣大量反流；④主动脉瓣大量反流时主动脉顺应性增大，应该导致 baPWV 降低，但本例 baPWV 左、右对称且增高明显，表明大动脉硬度增加，可能系老龄化大动脉僵硬所致。

2. 主动脉 CTA　四肢动脉近端通畅，全主动脉管径正常，主动脉壁增厚伴散在钙化（图 9-14）。

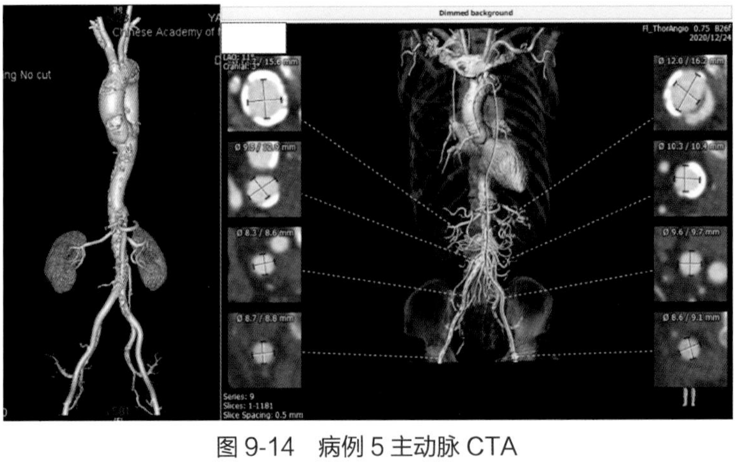

图 9-14　病例 5 主动脉 CTA

3. **超声心动图**　主动脉瓣左冠瓣脱垂，主动脉瓣大量反流（图 9-15）。

床旁超声心动图报告　　第　　次超声检查

检查时间 2020/12/29　　报告日期 2020/12/29　　病案号

姓名		性别 男	年龄 83 岁	科别 内科重症病区ICU

临床诊断　　仪器型号：　　检查诊室：F5-L诊室

M型及二维	
主动脉	瓣环内径 mm 窦部前后径 mm 升主动脉径 mm
左房	前后径 42 mm 左右径 mm 上下径 mm
右房	左右径 正常 mm 上下径 mm
左心室	室间隔厚度 12 mm EF 60% 舒张末径 61 mm 左室舒末容积 ml 收缩末径 mm 左室收末容积 ml 后壁厚度 11 mm 左室每搏量 ml
右心室	右心室前后径 mm TAPSE 正常 mm 主肺动脉径 mm 右肺动脉径 mm 左肺动脉径 mm

多普勒超声				
项目	时相		流速(m/s)	压差(mmHg)
二尖瓣	收缩期	少量		
	舒张期			
三尖瓣	收缩期	少量	3.4	46.2
	舒张期			
主动脉瓣	收缩期			
	舒张期	大量		
肺动脉瓣	收缩期		1.2	5.8
	舒张期	少量		
房水平				
室水平				
动脉水平				

超声所见：

床旁超声，有限声窗探查：

左心扩大，右房室内径大致正常。室间隔及左室壁稍增厚，运动协调，收缩幅度正常。主动脉瓣三叶，左冠瓣稍厚，舒张期脱向左室流出道，致瓣对合不拢，右、无冠瓣形态、对合尚可，瓣环轻度扩张。余瓣膜形态、结构、启闭未见明显异常。主动脉窦部内径增宽，大动脉关系正常，心包腔未见明显异常。

多普勒检查：主动脉瓣大量返流。二、三尖瓣少量反流，肺动脉瓣少量反流，估测肺动脉收缩压51mmHg，平均压31mmHg。

超声印象：

主动脉瓣左冠瓣脱垂
主动脉瓣大量反流
左心扩大
肺动脉高压

报告医师：[illegible]

注：此报告须由医师亲笔签字方为有效报告。

图 9-15　病例 5 超声心动图

4. 经导管主动脉瓣置换术后超声心动图　主动脉瓣位人工瓣周少量反流(图 9-16)。

5. 经导管主动脉瓣置换术后同步四肢血压和脉搏波传导速度测量(图 9-17)及报告分析

床旁超声心动图报告　　第　　次超声检查

检查时间 2021/1/4　　报告日期 2021/1/4　　病案号

姓名	性别 男	年龄 83 岁	科别 结构性心脏病一病区

临床诊断　　仪器型号：　　检查诊室：超声二科值班室2

M型及二维	
主动脉	瓣环内径 mm 窦部前后径 mm 升主动脉径 mm
左房	前后径 42 mm 左右径 mm 上下径 mm
右房	左右径 mm 上下径 mm
左心室	室间隔厚度 12 mm EF 45% 舒张末径 60 mm 左室舒末容积 ml 收缩末径 mm 左室收末容积 ml 后壁厚度 11 mm 左室每搏量 ml
右心室	右心室前后径 mm TAPSE mm 主肺动脉径 mm 右肺动脉径 mm 左肺动脉径 mm

多普勒超声				
项目	时相		流速(m/s)	压差(mmHg)
二尖瓣	收缩期	少量		
	舒张期			
三尖瓣	收缩期	少量	3.0	36.0
	舒张期			
主动脉瓣	收缩期		2.3	21.2
	舒张期	少量		
肺动脉瓣	收缩期		1.1	4.8
	舒张期	少量		
房水平	左向右			
室水平	左向右			
动脉水平	左向右			

超声所见：

床旁：

左心增、仍大，右房室内径大致正常。室间隔及左室壁增厚，运动幅度普遍减低。主动脉瓣位生物瓣瓣架固定，瓣叶回声纤细，启闭正常，未见明确异常回声附着。余瓣膜形态、启闭未见明显异常。心包腔未见明显异常。

多普勒检查：主动脉瓣前向血流峰值流速正常，瓣周可见少量+反流。二尖瓣三尖瓣及肺动脉瓣探及少量反流。估测肺动脉收缩压约41mmHg。

超声印象：

经皮主动脉瓣置入术后（TAVI）
生物瓣功能未见明显异常
生物瓣周少量+反流
左心功能减低

报告医师：

注：此报告须由医师亲笔签字方为有效报告。

图 9-16　病例 5 经导管主动脉瓣置换术后超声心动图

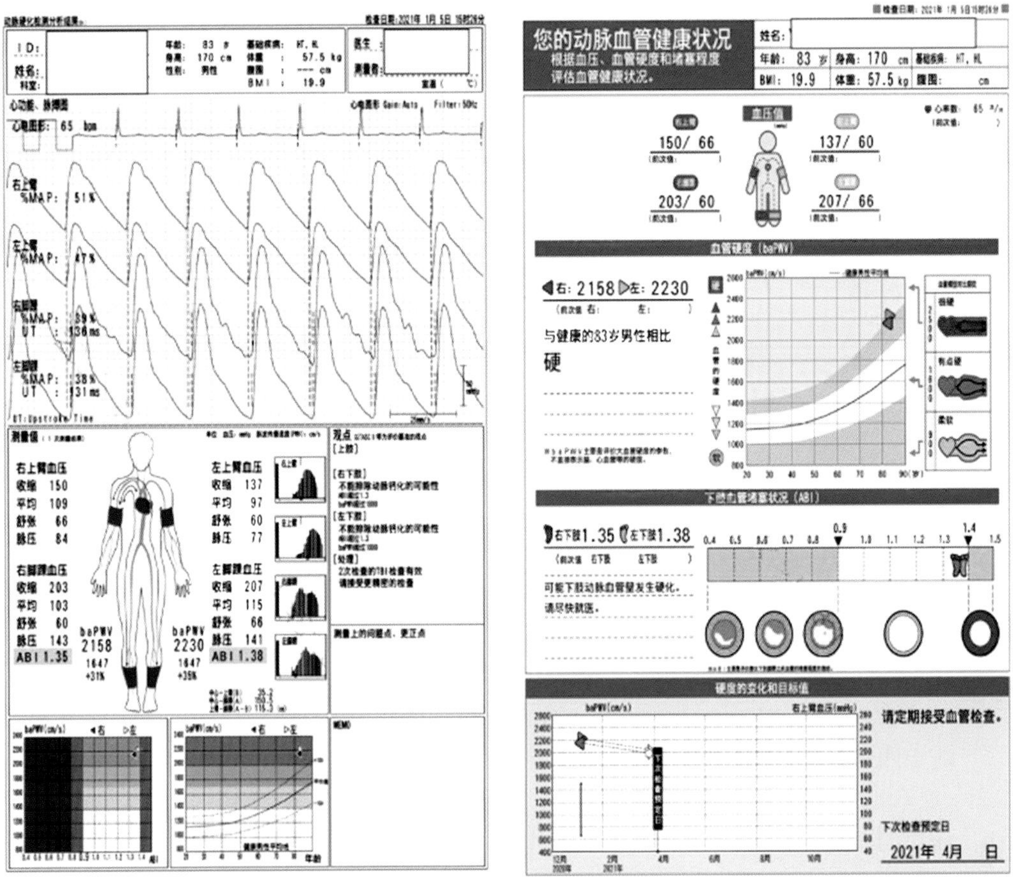

图 9-17　病例 5 经导管主动脉瓣置换术后同步四肢血压和脉搏波传导速度测量

(1) 四肢压力波形分析：

1) 四肢压力波形质控：四肢压力波形连续、规整，形态相似度高，无干扰波，波形质控好。

2) PVR 参数分析：双上肢脉搏波形左、右对称，形态大致正常，UT 在正常范围。双下肢波形振幅降低，下降支主动脉关闭切迹重现。提示主动脉瓣反流明显改善。

(2) 四肢血压分析：压力振幅山形图示右上肢骤升点不明显，切点判断异常。

双上肢血压右侧为 150/66mmHg，左侧为 137/60mmHg，臂间收缩压差为 13mmHg；舒张压较术前明显升高，脉压仍偏大。臂间收缩压差达到左上肢动脉狭窄的标准，但 PVR 在正常范围，可能系右上肢测量误差所致。

踝部血压右侧为 203/60mmHg，左侧为 207/66mmHg，踝间收缩压差为 4mmHg；ABI 右侧为 1.35，左侧为 1.38，Δ ABI 为 0.03。与术前比较，下肢收缩压和脉压明显降低，舒张压明显增高，ABI 降至<1.40，表明主动脉瓣反流已大致解除。

(3) baPWV 分析：baPWV 左侧为 2 158cm/s，右侧为 2 230cm/s，Δ baPWV 为 72cm/s。

双侧 baPWV 基本对称，且较术前相比变化不大，反映出高龄患者的大动脉硬度高是器质性改变。

（4）结论：①四肢波形质控良好。②四肢动脉 PVR 波形下降支主动脉关闭切迹重现和波形振幅降低有助于评估主动脉瓣反流改善的程度。③右上肢压力振幅山形图示骤升点不明显，切点判断有误，可能导致测值不准，臂间收缩压差增大。与术前比较，四肢收缩压和脉压明显降低，舒张压明显增高，ABI 降至<1.40，表明主动脉瓣反流已大致解除。上述表明，四肢血压测量有助于评估主动脉瓣反流改善的程度。④经皮主动脉瓣置换术后，两侧 baPWV 仍对称性增高，与术前比较无明显变化，反映出高龄患者的大动脉硬度高是器质性改变。

四、左心功能不全

【病例 6】男性，41 岁，劳力性气短半年。心脏超声示：LA 49mm × 64mm × 55mm，RA 65mm × 61mm，LVED 58mm，RV 29mm，IVS 13mm，EF 27%，二尖瓣、主动脉瓣少量反流。

同步四肢血压和脉搏波传导速度测量（图 9-18）及报告分析

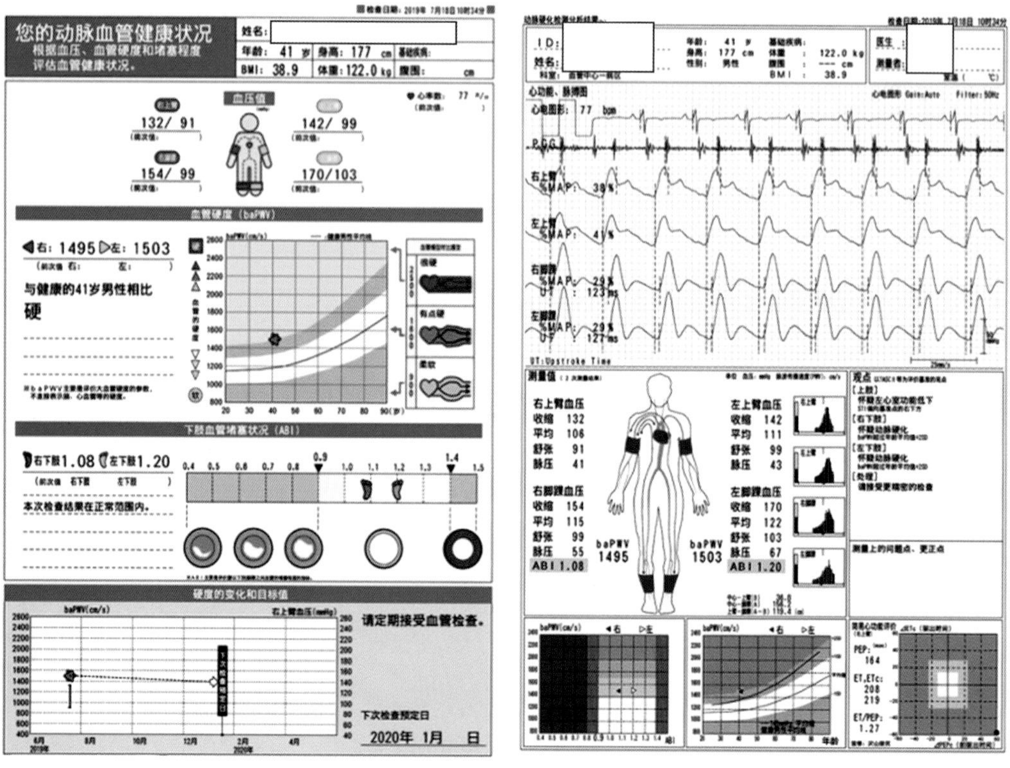

图 9-18　病例 6 同步四肢血压和脉搏波传导速度测量

(1)四肢压力波形分析：心电图节律正常，心音图正常。记录到双上肢/下肢连续9个脉搏波，形态间规整相同。双上肢的UT在正常范围。双下肢的%MAP和UT均在正常范围。以上表明，四肢上游血管无明显狭窄。仪器从脉搏波波形、心电图和心音图特征点得到收缩时间间隔（STI）数值，射血时间（ET）为208毫秒，显著减小；射血前期（PEP）为164毫秒，显著增大；射血指数（ET/PEP）为1.27，显著减小，提示左心室射血功能低下。

(2)四肢血压和ABI分析：双上肢血压右侧为132/91mmHg，左侧为142/99mmHg，脉压右侧为41mmHg，左侧为43mmHg；臂间收缩压差为10mmHg，可能存在右上肢动脉狭窄，但该肢血压测量脉搏波振幅图骤升点不明显，表明测量欠准确，且UT在正常范围，提示无上肢动脉狭窄。

双下肢血压右侧为154/99mmHg，左侧为170/103mmHg，脉压右侧为55mmHg，左侧为67mmHg；踝间收缩压压差为16mmHg，稍增大，ABI右侧为1.08，左侧为1.20，ΔABI为0.12，提示可能存在右下肢动脉狭窄，但%MAP和UT均在正常范围，排除了这种可能性。

(3)baPWV分析：baPWV右侧为1 495cm/s，左侧为1 503cm/s，ΔbaPWV为8cm/s，基本对称，两侧baPWV测值稍高于正常范围，显示主动脉僵硬度轻度增加。

(4)结论：① PVR波形分析提示存在左室射血功能减低，但未对四肢血压产生影响；②尽管臂间收缩压差和踝间收缩压差达到了右侧肢体动脉狭窄的切点，但PVR波形和ABI值均不支持四肢动脉及胸腹主动脉存在显著狭窄；③ baPWV测值提示大动脉僵硬度轻度增加。

（陈　阳　董　徽　钱海燕　蒋雄京）

第二节　主动脉疾病

一、先天性主动脉缩窄所致的降主动脉狭窄

【病例7】男性，27岁，4年前因头晕发现血压升高，高血压Ⅱ~Ⅲ级，服三联降压药，血压控制不佳。近2年逐渐出现活动耐力下降。心脏超声示左室壁均匀性增厚。

1. 同步四肢血压和脉搏波传导速度测量(图 9-19)及报告分析

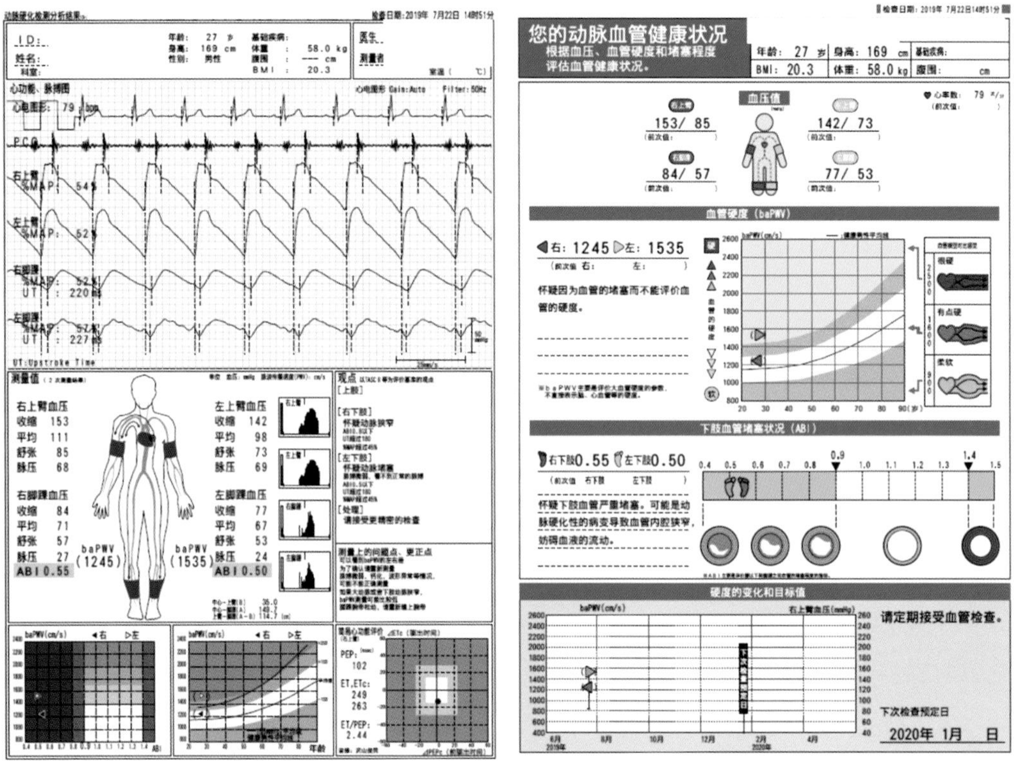

图 9-19　病例 7 同步四肢血压和脉搏波传导速度测量

(1)四肢压力波形分析：

1)四肢压力波形质控：除左脚踝外，其余波形连续、规整，形态相似度高，无干扰波；左脚踝压力波形存在轻度干扰波。

2)PVR 参数分析：双上肢脉搏波形态大致正常，反射波与初始波波峰叠加，即反射波波峰高于初始波波峰，导致 UT 假性延长约 100 毫秒(软件只能识别最高点)和 %MAP 假性增大，但左、右基本对称。双下肢波形中，左脚踝脉搏波测量波形存在轻微干扰。总体上，双下肢波形呈低矮对称改变，UT 延长，%MAP 增大，提示两下肢动脉上游存在共同狭窄区。

(2)四肢血压分析：

1)臂部压力：收缩压左侧为 142mmHg，右侧为 153mmHg，臂间收缩压差为 11mmHg，提示左上肢可疑狭窄。

2)踝部压力：收缩压左侧为 77mmHg，右侧为 84mmHg，收缩压差为 7mmHg，ABI 右侧为 0.55，左侧为 0.50，均小于 0.90，差值为 0.05。上述表明，下肢收缩压较上肢对称降低，提示存在胸腹主动脉狭窄。

(3) baPWV 分析：baPWV 左侧为 1 535cm/s，右侧为 1 245cm/s，Δ baPWV 为 190cm/s。这可能是由于左脚踝压力波形存在轻度干扰波，软件识别波足最低点左偏移，导致左上、下肢波足时间差缩短，左侧 baPWV 增大。由于存在主动脉狭窄，双侧脚踝脉搏波波足右移，与上肢波足时间差扩大，结果 baPWV 会明显偏低，无法反映真实的大动脉硬度。

(4) 结论：①左下肢波形质控欠佳；②双侧上肢臂间收缩压差为 11mmHg，但波形对称，初始波 UT 正常范围，由于反射波叠加，UT 和 %MAP 假性增大，非狭窄所致；③双侧下肢收缩压称性下降，收缩压差为 7mmHg，ABI 右侧为 0.55，左侧为 0.50，均小于 0.90，差值为 0.05，UT 和 %MAP 对称增大，提示存在胸腹主动脉狭窄；④ baPWV 左、右不对称，估计系左下肢波形干扰所致，因存在胸腹主动脉狭窄，无法评估大动脉硬度。

2. 全主动脉 CT 血管造影　降主动脉近段局限性重度狭窄，最小横径为 5.3mm。诊断为先天性主动脉缩窄（图 9-20）。

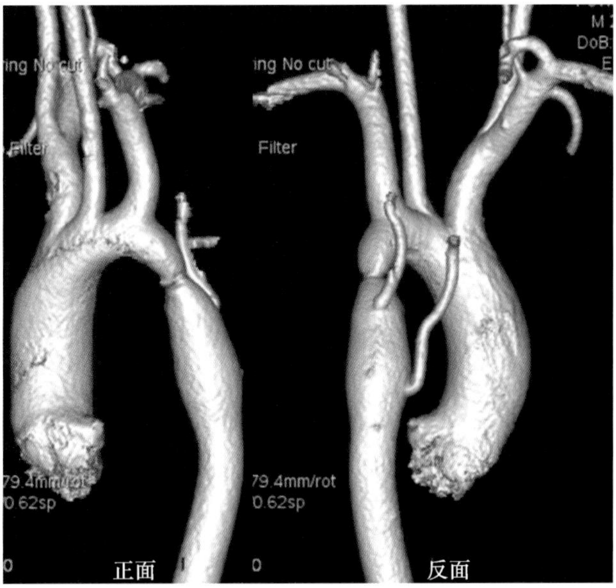

图 9-20　病例 7 全主动脉 CT 血管造影

3. 术中造影以及介入治疗　降主动脉近端呈局限性狭窄，狭窄约 90%。于病变部位置入一个 16mm × 34mm 的覆膜支架，跨狭窄压差由术前 60mmHg 降至 0mmHg（图 9-21）。

4. 术后同步四肢血压和脉搏波传导速度测量（图 9-22）及报告分析

(1) 四肢压力波形分析：

1) 四肢压力波形质控：四肢压力波形连续、规整，形态相似度高，无干扰波，波形质控好。

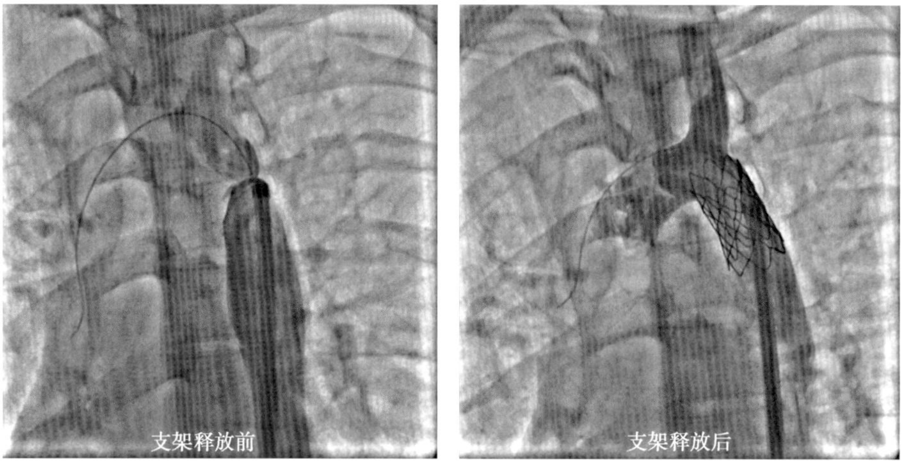

图 9-21 病例 7 术中造影以及介入治疗

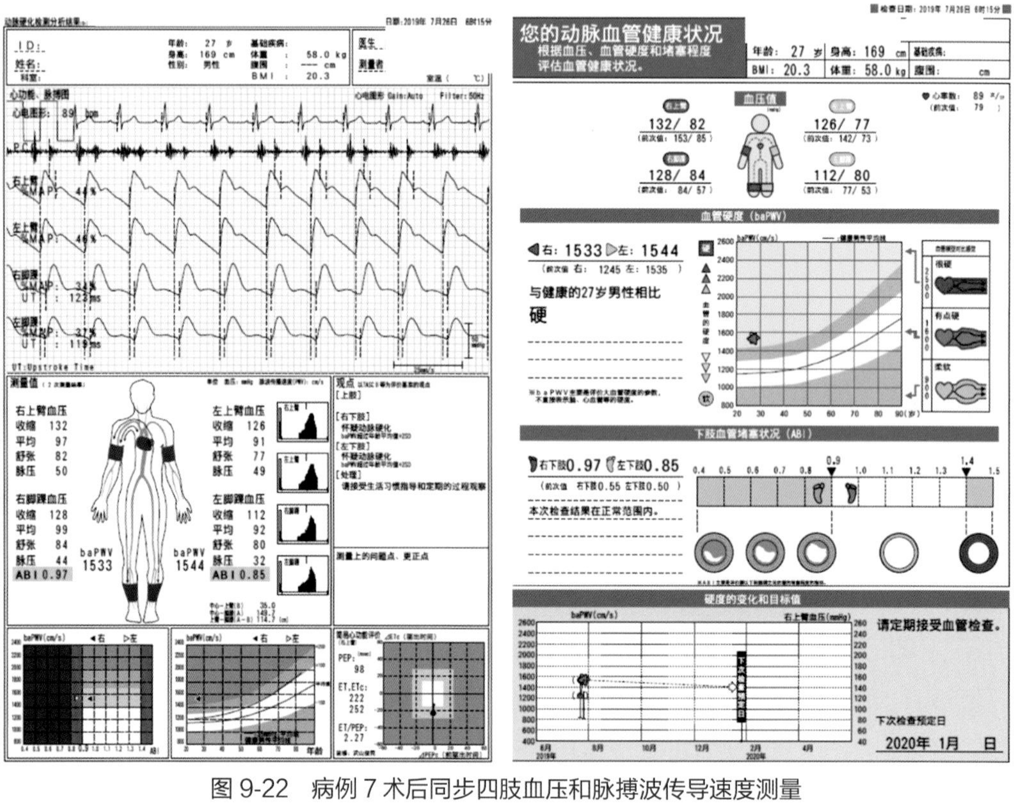

图 9-22 病例 7 术后同步四肢血压和脉搏波传导速度测量

2）PVR 参数分析：双上 / 下肢脉搏波左、右对称，形态大致正常，UT、%MAP 在正常范围。双下肢波形恢复陡峭的上升支，UT、%MAP 正常，但是左下肢的波峰较右下肢低，提示左下肢可疑狭窄。

⑵ 四肢血压分析：

1）臂部压力：收缩压左侧为 126mmHg，右侧为 132mmHg，臂间收缩压压差为

6mmHg。以上提示无单侧上肢动脉明显狭窄。

2）踝部压力：收缩压左侧为 112mmHg，右侧为 128mmHg，收缩压差为 16mmHg，ABI 右侧为 0.97，左侧为 0.85，ΔABI 为 0.12。上述表明，胸腹主动脉狭窄已解除，但左下肢动脉可疑狭窄，需行下肢 CT 血管造影或超声检查明确。

（3）baPWV 分析：baPWV 左侧为 1 533cm/s，右侧为 1 544cm/s，ΔbaPWV 为 11cm/s。双侧 baPWV 对称，且较术前明显增高，反映出真实的大动脉硬度高。

（4）结论：①主动脉缩窄解除，四肢压力、波形恢复对称；②左下肢波峰比右下肢低，且血压也较右下肢低，提示左下肢可疑狭窄；③ baPWV 左、右对称，但增高，反映大动脉硬度高。

二、胸腹主动脉狭窄

【病例 8】男性，25 岁，7 年前体检发现血压升高，高血压Ⅱ～Ⅲ级，血压控制不佳。2 年前脑出血。红细胞沉降率、C 反应蛋白（CRP）正常，胸部 X 线片、超声心动图无明显异常。

1. 同步四肢血压和脉搏波传导速度测量（图 9-23）及报告分析

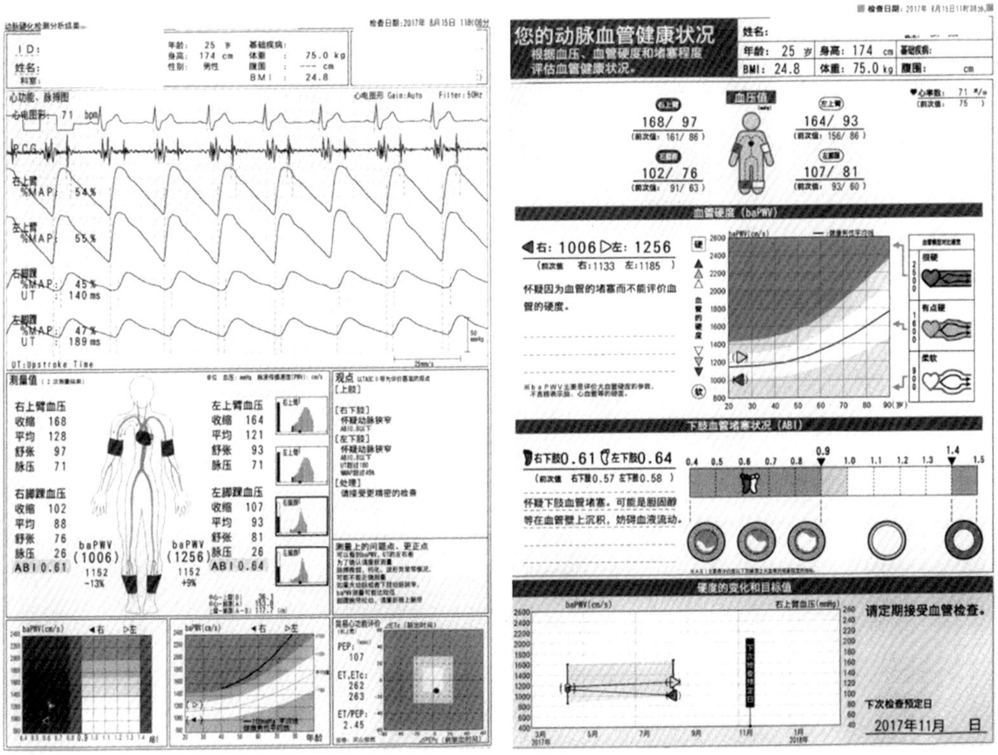

图 9-23　病例 8 同步四肢血压和脉搏波传导速度测量

(1) 四肢压力波形分析：四肢压力波形连续、规整，形态相似度高，无干扰波，表明波形质控好。双上肢脉搏波左、右对称，形态大致正常。双下肢波形呈低矮对称改变。脚踝脉搏波波幅低。UT 左、右对称延长，提示两侧动脉上游均存在狭窄。但仪器显示 UT 左侧为 189 毫秒，右侧为 140 毫秒，这主要是由于波幅低，右侧波足和波峰圆钝，该仪器无法准确识别波足最低点或波峰最高点；这也导致右侧 baPWV 较左侧低，提示该仪器软件识别波形能力需要提升。实际上，该患者前次测量 baPWV 值左、右对称，与本次测量对照存在误差，提示可重复性欠稳定。

(2) 四肢血压分析：上肢收缩压左侧为 164mmHg，右侧为 168mmHg，臂间收缩压压差为 4mmHg，表明上肢高血压，血压对称，无明显狭窄。

踝部收缩压左侧为 107mmHg，右侧为 102mmHg，收缩压差为 5mmHg；ABI 右侧为 0.61，左侧为 0.64，Δ ABI 为 0.03。

下肢收缩压较上肢对称降低，表明上游区存在严重对称狭窄，推测存在胸腹主动脉狭窄。

(3) baPWV 分析：baPWV 左侧为 1 256cm/s，右侧为 1 006cm/s，Δ baPWV 为 250cm/s。这主要是由于右侧脚踝脉搏波波足圆钝，仪器无法准确识别波足最低点（右偏移），导致与上肢波足时间差增大，右侧 baPWV 较左侧低，提示仪器软件识别波形能力需要提升。由于存在主动脉狭窄，脚踝脉搏波波足理论上均会右移，与上肢波足时间差扩大，结果 baPWV 会明显偏低，无法反映大动脉硬度。

(4) 结论：①波形质控好，但仪器识别脚踝脉搏波有偏差；②双侧下肢收缩压称性下降，提示存在胸腹主动脉狭窄；③因存在下肢动脉上游区狭窄，baPWV 降低，无法评估大动脉硬度。

2. 全主动脉 CT 血管造影　膈肌水平主动脉重度褶曲缩窄，肋间动脉扩张，部分呈瘤样，动脉瘤形成，双侧内乳动脉及腹腔下动脉扩张，侧支形成。病变性质为先天发育异常可能性大（图 9-24）。

3. 术中主动脉造影以及介入治疗　降主动脉远端病变长度约 50mm，弥漫狭窄 90%，第 9~11 肋间动脉瘤样扩张伴动脉瘤形成。于降主动脉病变部位置入 22mm × 70mm 自膨胀裸支架，并用 14mm × 40mm 球囊扩张后，跨狭窄收缩压差由 70mmHg 降至 20mmHg（图 9-25）。

4. 术后全主动脉 CT 血管造影　病变狭窄消失，支架通畅（图 9-26）。

5. 术后同步四肢血压和脉搏波传导速度测量（图 9-27）及报告分析

(1) 四肢压力波形分析：四肢压力波形连续、规整，形态相似度高，无干扰波，表明波形质控好。本次测量未放置心音传感器，但不影响 baPWV 的分析。双上 / 下肢脉搏波左、右对称，形态大致正常。脚踝脉搏波波幅恢复正常、上升支和下降支陡峭，存在明显的切迹。

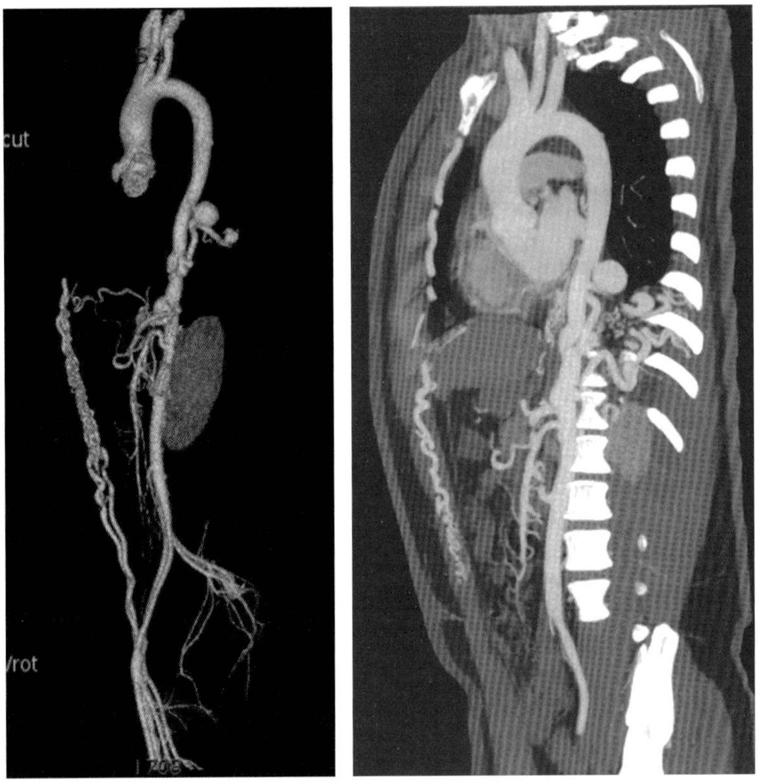

图 9-24　病例 8 全主动脉 CT 血管造影

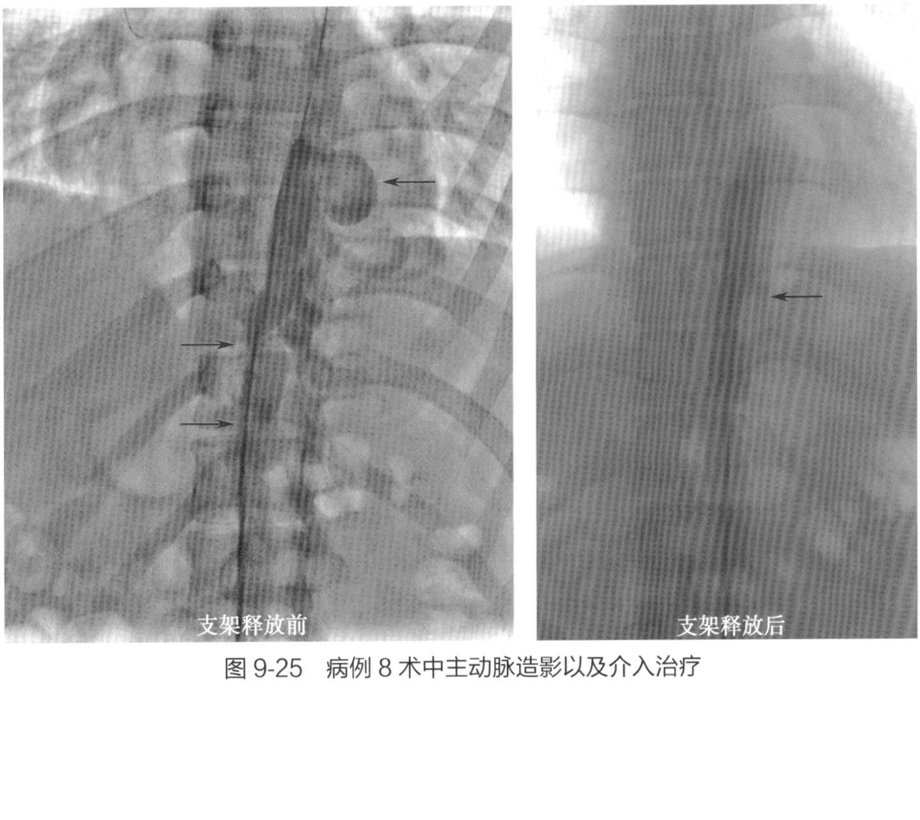

图 9-25　病例 8 术中主动脉造影以及介入治疗

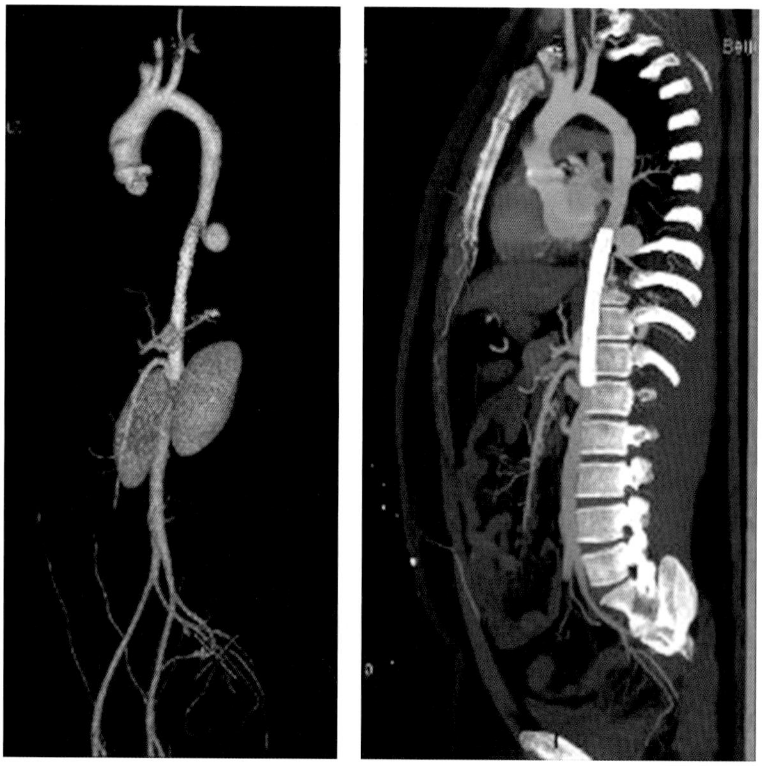

图 9-26　病例 8 术后全主动脉 CT 血管造影

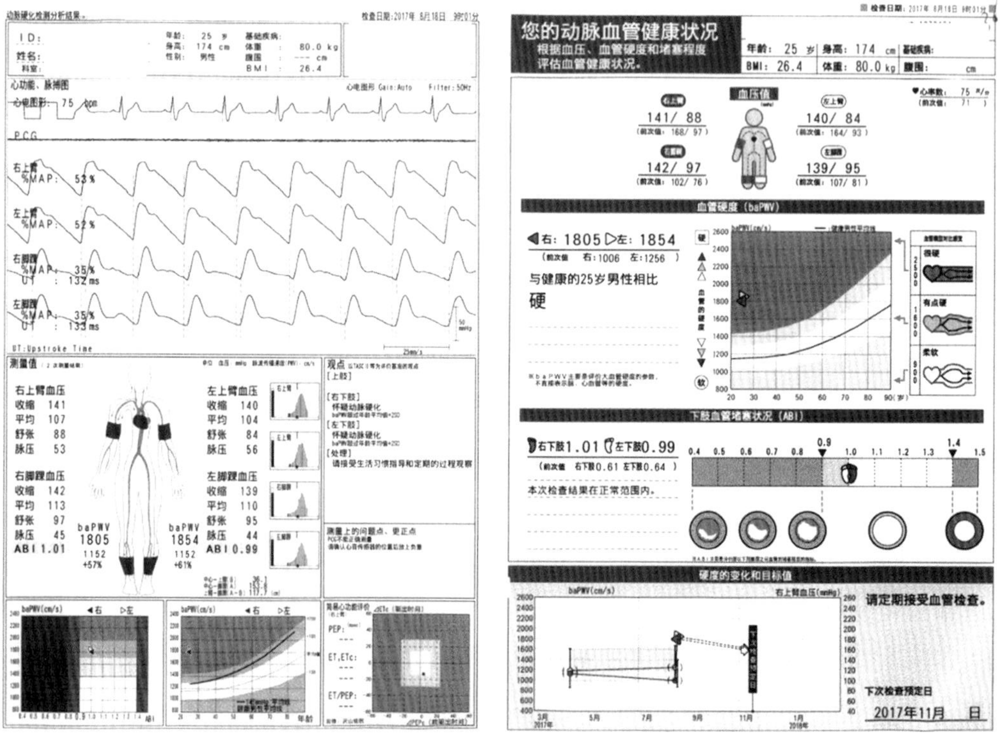

图 9-27　病例 8 术后同步四肢血压和脉搏波传导速度测量

(2) 四肢血压分析：上肢收缩压左侧为 140mmHg，右侧为 141mmHg，臂间收缩压压差为 1mmHg，上肢血压较术前显著下降，无明显狭窄。

踝部收缩压左侧为 139mmHg，右侧为 142mmHg，收缩压差为 3mmHg；ABI 右侧为 1.01，左侧为 0.99，均>0.90，ΔABI 为 0.02。

上述表明，胸腹主动脉狭窄已解除，且无下肢动脉狭窄。

(3) baPWV 分析：baPWV 左侧为 1 854cm/s，右侧为 1 805cm/s，ΔbaPWV 为 50cm/s。双侧 baPWV 对称，且较术前明显增高，反映出真实的大动脉硬度高。

(4) 结论：①双下肢压力波形、ABI 恢复正常，表明主动脉狭窄已解除；② baPWV 较术前明显增高，反映出真实的大动脉硬度高。

（邓 宇　华倚虹　蒋雄京）

第三节 上肢动脉狭窄

一、不同部位的上肢动脉狭窄

（一）右侧锁骨下动脉狭窄

【病例 9】女性，62 岁，反复头晕 5 年余，右上肢脉弱。危险因素为冠状动脉粥样硬化性心脏病、高血压、高脂血症。红细胞沉降率、C 反应蛋白、心电图、胸部 X 线片、超声心动图无明显异常。

1. 同步四肢血压和脉搏波传导速度测量（图 9-28）及报告分析

(1) 四肢压力波形分析：右上肢形态多变，表明波形质控欠佳。余三肢形态连续、规整，相似度高，波形质控佳。右上肢脉搏波形态多变，有干扰，此时仪器测量的参数不能准确反映实际情况，手工选择其中连续两个形态规整的 PVR，测量发现 UT 较左侧明显延长，均值约 225 毫秒。左上肢脉搏波上升支相比于右上肢明显更陡峭，达峰时间较右侧提前，相应的 UT、UTCC 在正常范围内。左、右上肢波形对比发现，右上肢动脉可能存在狭窄。双下肢脉搏波上升支陡峭，下降支存在切迹，UT、%MAP 在正常范围，提示下肢动脉不存在明显狭窄。

(2) 四肢血压分析：血压测量脉搏振幅图随时间连续变化，骤升点明显，没有干扰波，表明波形质控佳。

上肢收缩压左侧为 122mmHg，右侧为 115mmHg，臂间收缩压压差为 7mmHg，未提示右上肢动脉存在明显狭窄。

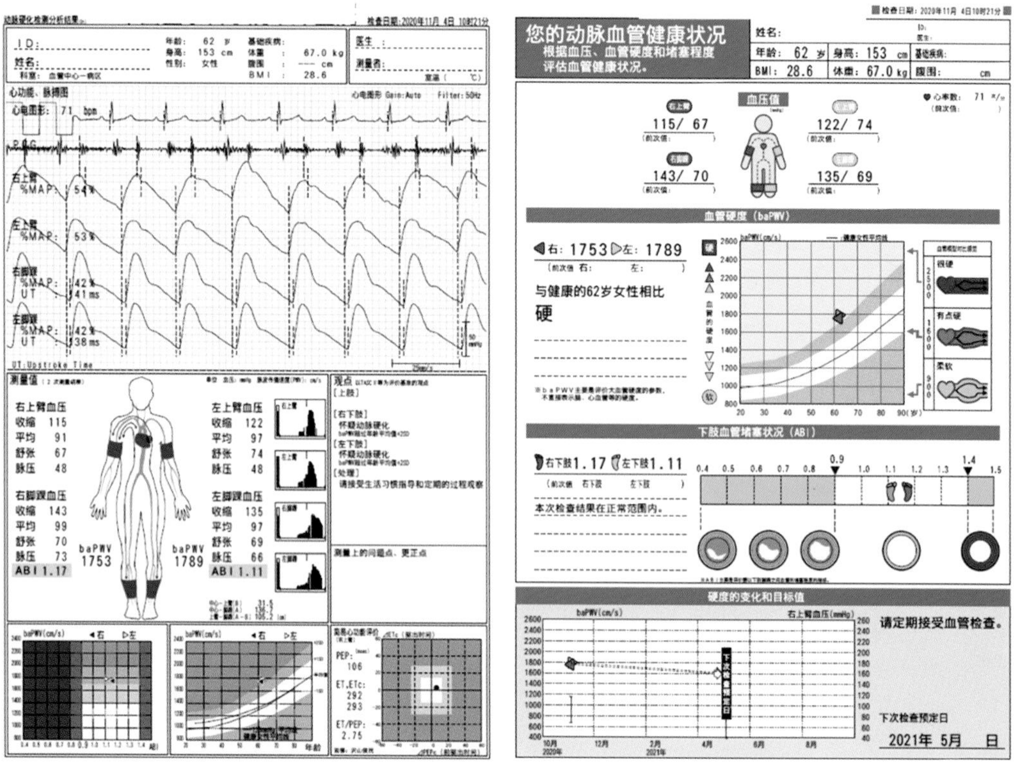

图 9-28　病例 9 同步四肢血压和脉搏波传导速度测量

踝部收缩压左侧为 135mmHg，右侧为 143mmHg，收缩压差为 8mmHg；ABI 右侧为 1.17，左侧为 1.11，均在正常范围。

(3) baPWV 分析：baPWV 左侧为 1 789cm/s，右侧为 1 753cm/s，Δ baPWV 为 36cm/s。从 PVR 波形来看，双下肢脉搏波的波足时刻几乎一致，右上肢波足稍迟于左上肢，因此右侧踝 - 肱动脉波足时间差会较小，相应 baPWV 应较大。但是由于右上肢波形有干扰，仪器无法准确识别波足，测值不能准确反映实际值。而左侧上肢动脉不存在狭窄，故其 baPWV 测值可以反映大动脉硬度水平。就该患者年龄而言，左侧 baPWV 为 1 789cm/s，大动脉硬度较同龄人更重。

(4) 结论：①经 PVR 波形分析，右上肢波形质控欠佳，经人工筛选出最佳图形测量，发现波峰较左上肢明显右移，UT 值明显增大，初步判定右上肢动脉存在狭窄；② baPWV 受四肢动脉狭窄的影响，狭窄侧的测值不能正确反映动脉硬度，读数时应读取不存在狭窄的左侧测值；③左侧 baPWV 升高，提示该患者大动脉硬度高。

2. 弓上动脉 CT 血管造影　右锁骨下动脉开口重度狭窄（红色箭头），余弓上动脉主要分支血管未见明显狭窄（图 9-29）。

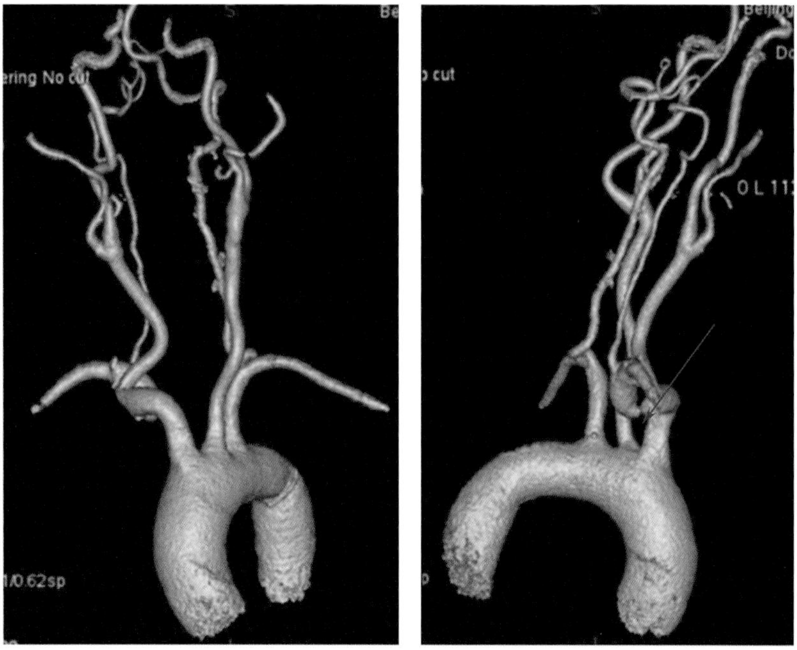

图 9-29　病例 9 弓上动脉 CT 血管造影

红色箭头示右锁骨下动脉开口重度狭窄。

3. 术中造影以及介入治疗　右锁骨下动脉造影显示，右锁骨下动脉近段狭窄约 75%（图 9-30A，红色箭头）。采用 4.0mm × 30mm 的球囊预扩，后置入 7.0mm × 19mm 支架一枚，再次造影显示狭窄解除（图 9-30B）。左侧锁骨下动脉造影未见明显狭窄（图 9-30C）。

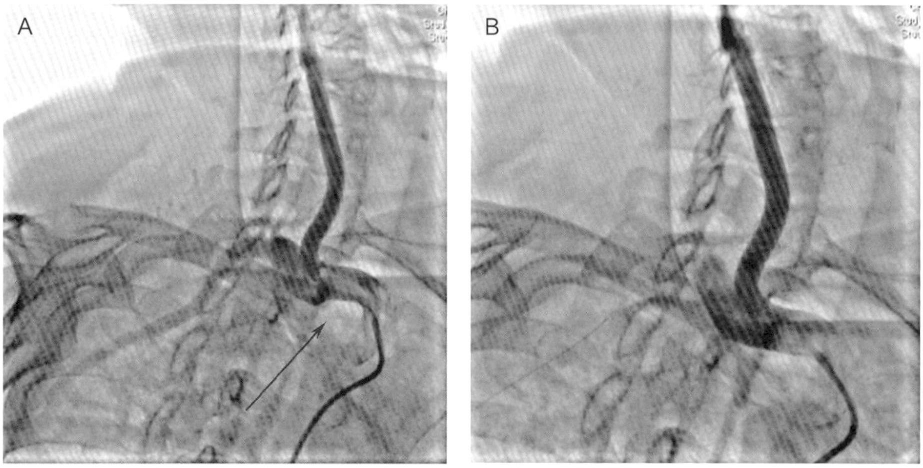

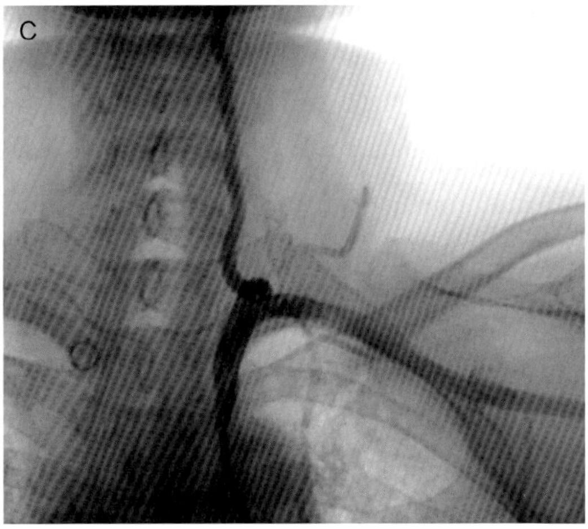

图 9-30　病例 9 术中造影以及介入治疗

红色箭头(A)示右锁骨下动脉开口重度狭窄。

4. 术后同步四肢血压和脉搏波传导速度测量(图 9-31)及报告分析

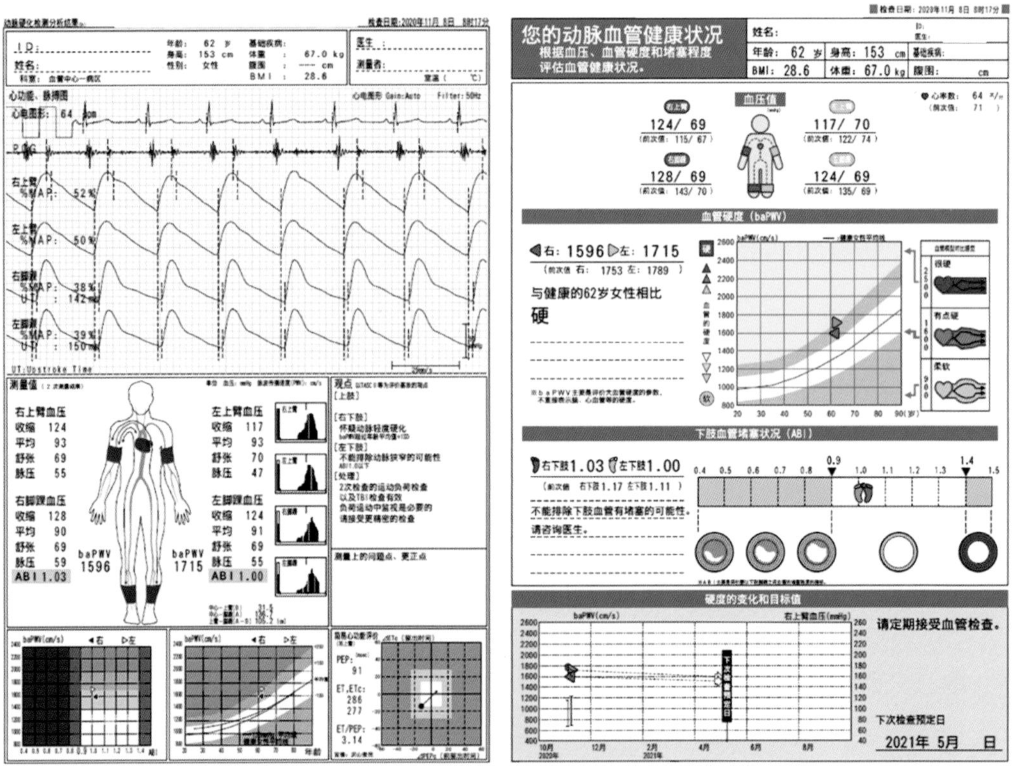

图 9-31　病例 9 术后同步四肢血压和脉搏波传导速度测量

(1)四肢压力波形分析：四肢压力波形连续、规整，形态相似度高，无干扰波，表明波形质控好。双上 / 下肢脉搏波左、右对称，形态正常。与术前对比，右上肢脉搏波变得规整，上升支变得较术前陡峭，达峰时刻左、右一致，UT 值恢复至正常范围。

(2) 四肢血压分析：血压测量脉搏振幅图随时间连续变化，骤升点明显，没有干扰波，表明波形质控佳。

上肢收缩压左侧为 117mmHg，右侧为 124mmHg，臂间收缩压压差为 7mmHg。术前右上肢血压低于左上肢血压，而术后恰好相反，提示一般情况下右上肢血压偏高。

踝部收缩压左侧为 124mmHg，右侧为 128mmHg，收缩压差为 4mmHg；ABI 右侧为 1.03，左侧为 1.00，均>0.90，较上次无明显变化。上述提示，穿刺部位（本例为右侧股动脉）处理良好，无血流阻塞并发症。

(3) baPWV 分析：右上肢动脉狭窄解除后，baPWV 右侧为 1 596cm/s，左侧为 1 715cm/s，Δ baPWV 为 119cm/s。双侧上肢脉搏波波足时间大致一致。双侧 baPWV 差异未超过 160cm/s，属正常测量变异。左、右 baPWV 测值均较大时，一般取高侧值。

(4) 结论：①右上肢脉搏波波形以及相关参数恢复正常，表明狭窄已解除；②臂间收缩压压差在术前、术后均为 7mmHg，提示单凭该指标准确性欠佳，可能导致误诊漏诊；③ baPWV 均较高，取左侧值，反映大动脉硬度高，需进行积极干预。

（二）左侧锁骨下动脉狭窄

【病例 10】男性，57 岁，高血压Ⅲ级，左上肢发凉 5 年且近期加重，接受规律降压治疗，血压控制不达标。血脂增高，红细胞沉降率、CRP 正常，双心房增大。

1. 同步四肢血压和脉搏波传导速度测量（图 9-32）报告分析

(1) 四肢压力波形分析：四肢压力波形形态连续、规整，无干扰波，表明波形质控佳。

对比左、右上肢 PVR 波形差异明显，右上肢脉搏波上升支陡峭，而左上肢脉搏波上升支迟缓，峰值较低，UT 值约 300 毫秒，提示左上肢动脉存在明显狭窄。双下肢脉搏波上升支陡峭，UT、%MAP 均在正常范围，提示下肢动脉不存在明显狭窄。

(2) 四肢血压分析：血压测量脉搏振幅图随时间连续变化，骤升点明显，无干扰波，表明波形质控佳。

上肢收缩压左侧为 155mmHg，右侧为 179mmHg，臂间收缩压差达 24mmHg，左侧低，提示左侧上肢动脉狭窄。

踝部收缩压左侧为 207mmHg，右侧为 204mmHg，收缩压差为 4mmHg；ABI 右侧为 1.14，左侧为 1.16，Δ ABI=0.03。ABI 和其差值均在正常范围，提示下肢动脉不存在明显狭窄。

(3) baPWV 分析：经前两步分析初步判定左上肢动脉存在狭窄，通常需读取右侧（预估无狭窄的一侧）baPWV 结果。

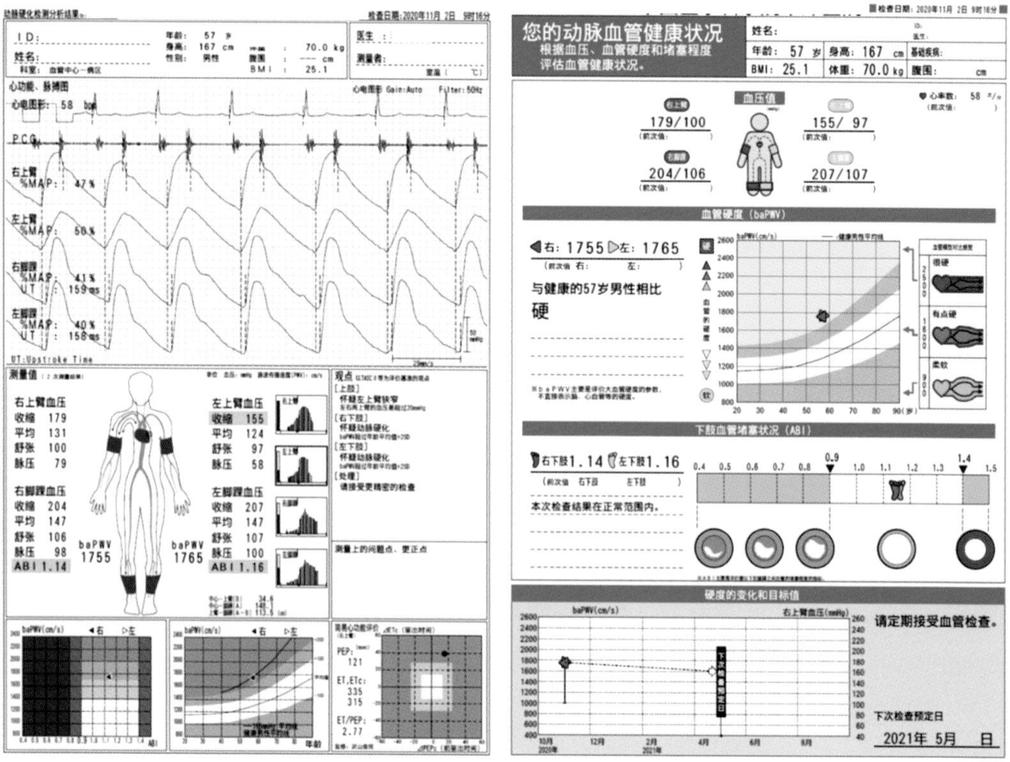

图 9-32　病例 10 同步四肢血压和脉搏波传导速度测量

仪器显示 baPWV 左侧为 1 765cm/s，右侧为 1 755cm/s，Δ baPWV 为 10cm/s。手工测量双上肢以及双下肢脉搏波的波足时刻，与仪器测量几乎一致，因而双侧 baPWV 接近，表明仪器测量准确。右侧 baPWV 值高，反映出大动脉硬度较同龄人更重。需注意，相比正常的一侧肢体，上肢动脉狭窄的一侧肢体脉搏波波足可能会延迟，但是该患者左上肢波足并未明显延迟，故用双侧 baPWV 测值的差值发现狭窄的敏感性差。

（4）结论：①波形质控佳。②上肢脉搏波 PVR 波形明显不同，左上肢脉搏波上行时间延长，且左上肢血压显著低于右上肢，提示左上肢动脉存在显著狭窄。③分析 baPWV 时，应该结合前两步结果进行综合分析。该患者双侧 baPWV 均升高，取右侧值，提示大动脉硬度高。

2. 术前弓上动脉 CT 血管造影　弓上动脉粥样硬化改变，左侧锁骨下动脉近段重度狭窄约 90%（红色箭头），右侧锁骨下动脉开口处斑块，管腔狭窄约 50%（图 9-33）。

3. 术中造影以及介入治疗　右锁骨下动脉造影未见明显狭窄（图 9-34A），左锁骨下动脉造影显示近段狭窄约 90%（图 9-34B，红色箭头）。采用 5.0mm × 40mm 球囊预扩，后置入 8.0mm × 17mm 支架一枚，再次造影显示狭窄解除（图 9-34C）。

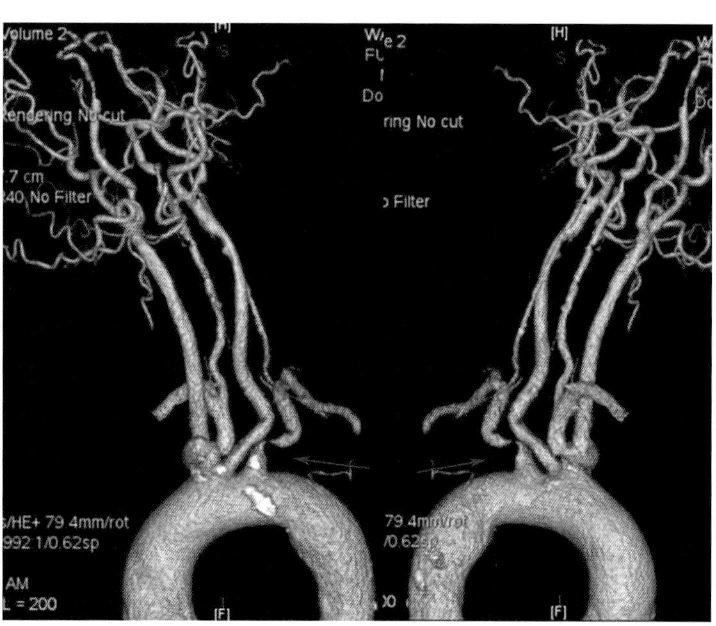

图 9-33　病例 10 术前弓上动脉 CT 血管造影

左侧锁骨下动脉近段重度狭窄约 90%(红色箭头)。

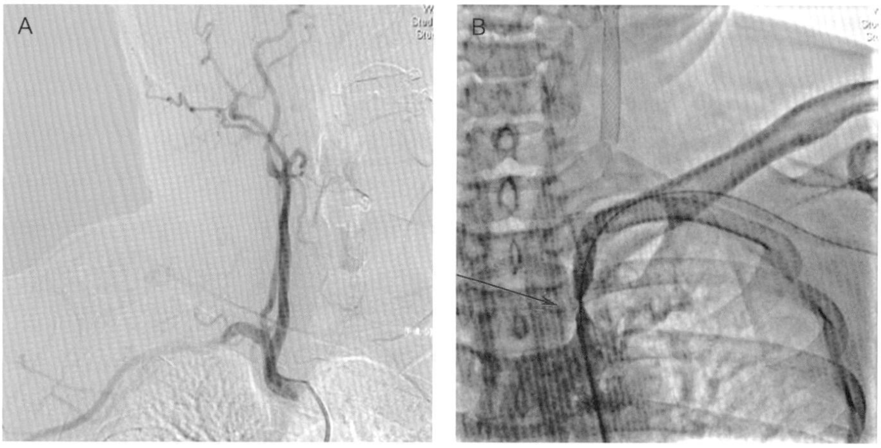

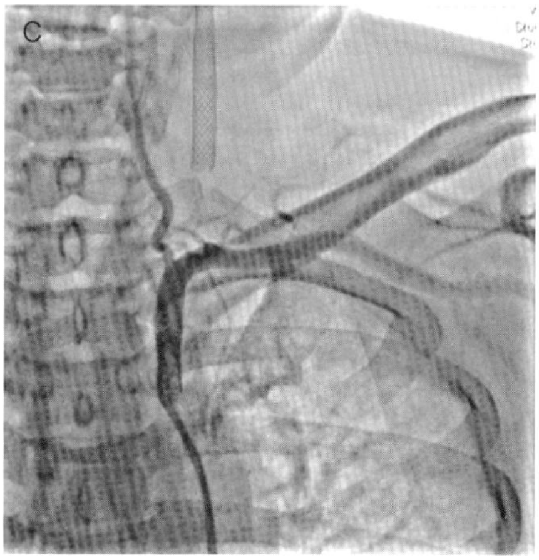

图 9-34　病例 10 术中造影以及介入治疗

左侧锁骨下动脉近段重度狭窄(红色箭头)。

4. 术后同步四肢血压和脉搏波传导速度测量（图 9-35）及报告分析

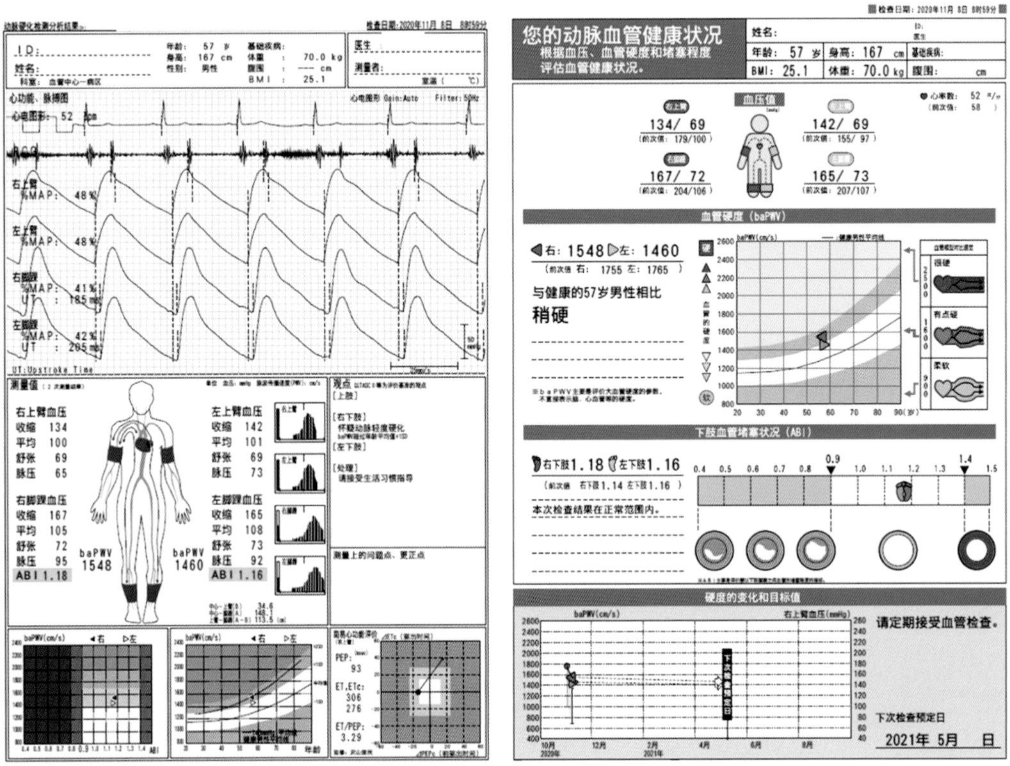

图 9-35　病例 10 术后同步四肢血压和脉搏波传导速度测量

（1）四肢压力波形分析：四肢压力波形连续、规整，形态相似度高，无干扰波，表明波形质控好。

双上肢脉搏波形态大致正常。与术前对比，左上肢脉搏波上升支变得较前陡峭，提示狭窄解除。双下肢脉搏波波形上升支陡峭，%MAP 在正常范围，但是 UT 较术前增高，这是由于心率减慢（57 次 /min 降至 52 次 /min）所致，此时心动周期校正的 UT（即 UTCC）在正常范围。

（2）四肢血压分析：血压测量脉搏振幅图随时间连续变化，骤升点明显，没有干扰波，表明波形质控佳。

上肢收缩压左侧为 142mmHg，右侧为 134mmHg，臂间收缩压差为 8mmHg。术前左上肢血压低于右上肢血压，而术后恰好相反，提示该患者右锁骨下动脉狭窄也已导致远端压力降低。

踝部收缩压左侧为 165mmHg，右侧为 167mmHg，收缩压差为 2mmHg；ABI 右侧为 1.18，左侧为 1.16，ΔABI 为 0.02，均较术前无明显变化。

（3）baPWV 分析：左上肢动脉狭窄解除，但右上肢动脉仍存在中度狭窄，故应取左侧测值。

观察压力波形，右上肢脉搏波波足确实略迟于左上肢，故左侧 baPWV 应小于右侧，分别为 1 460cm/s、1 548cm/s，应读取左侧结果。该例患者 baPWV 偏大，提示存在动脉硬化。Δ baPWV 为 88cm/s，在正常范围。

(4) 结论：①左上肢脉搏波波形以及相关参数恢复正常，表明左上肢动脉狭窄已解除。②评价脉搏波波形时，需要结合 UT 以及 UTCC 综合判定，心率低时应关注 UTCC，反之应关注 UT。③ baPWV 均较高，反映存在大动脉硬化。baPWV 取测值应避开狭窄侧别，但也应结合脉搏波波形分析，因为狭窄并不总是导致波足延迟。

(三) 双侧锁骨下动脉狭窄

【病例 11】男性，67 岁，原发性高血压Ⅲ级、冠状动脉粥样硬化性心脏病、左主干 + 三支病变，拟行冠状动脉旁路移植术，术前 CTA 检查发现双侧锁骨下动脉狭窄。

1. 同步四肢血压和脉搏波传导速度测量（图 9-36）及报告分析

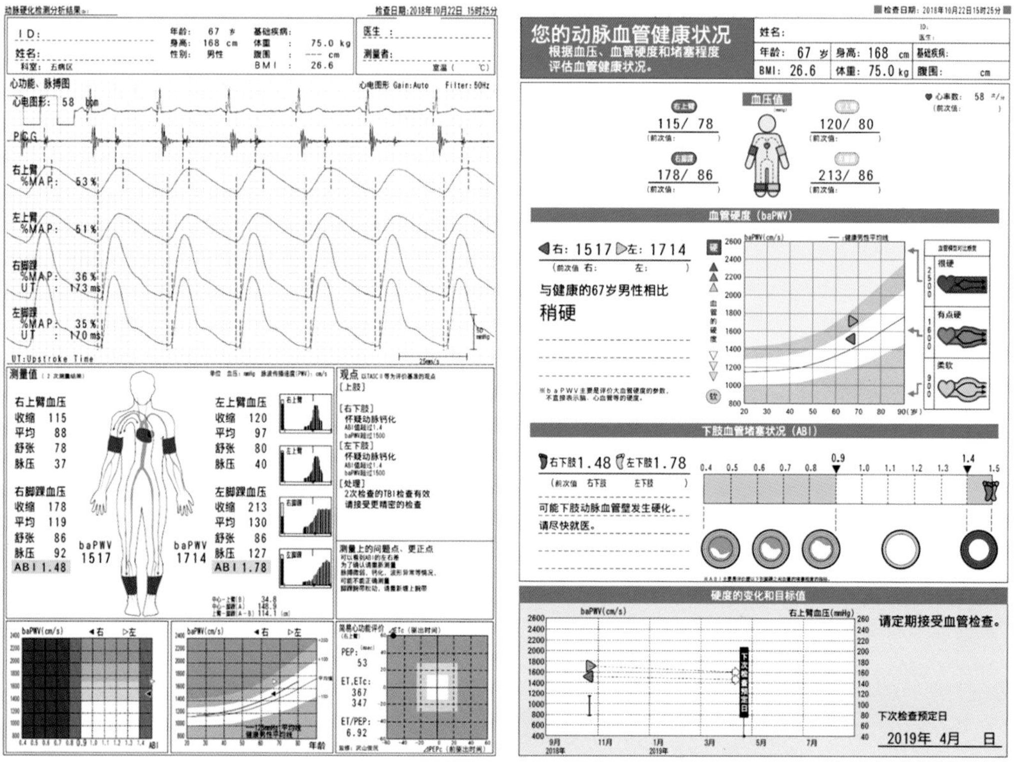

图 9-36　病例 11 同步四肢血压和脉搏波传导速度测量

(1) 四肢压力波形分析：四肢压力波形形态连续、规整，无干扰波，表明波形质控佳。

双上肢脉搏波上升支均迟缓、变钝，上升时间均显著延长，UT 超 300 毫秒，提示双上肢动脉狭窄。双下肢脉搏波上升支陡峭，下降支存在切迹，UT、%MAP 均在正常范围，提示下肢动脉不存在明显狭窄。

(2) 四肢血压分析：血压测量脉搏振幅图随时间连续变化，骤升点明显，无干扰波，表明波形质控佳。

上肢收缩压右侧为 115mmHg，左侧为 120mmHg，臂间收缩压差为 5mmHg，双上肢血压以及压差均在正常范围。踝部收缩压右侧为 178mmHg，左侧为 213mmHg，收缩压差为 35mmHg；ABI 右侧为 1.48，左侧为 1.78，远超 1.30~1.40，Δ ABI 为 0.3，但没有主动脉瓣大量反流或踝部动脉不可压缩的证据。另外，下肢血压高过上肢太多，相应 BAI 右侧为 0.54，左侧为 0.56，值均<0.7，因此，有理由考虑患者存在双侧上肢动脉狭窄。此外，患者下肢血压很高，提示存在先前依据上肢动脉压未诊断的高血压，故需给予降压治疗，维持踝部动脉血压在 SBP<160mmHg 为宜。

(3) baPWV 分析：经前两步分析初步判定双上肢动脉存在狭窄，原则上 baPWV 均不能读取。

baPWV 左侧为 1 714cm/s，右侧为 1 517cm/s，Δ baPWV 为 197cm/s。从波形来看，机器测值符合手工测量结果。但需要注意，双上肢动脉狭窄可能导致波足延迟，造成双侧 baPWV 变高，故双侧测值不能用于评估动脉硬化程度。

(4) 结论：①波形质控佳；② PVR 显示双上肢脉搏波上行时间明显延长，提示双上肢动脉存在狭窄；③双上肢的血压差值在正常范围，但 ABI 和 BAI 分析提示存在双上肢动脉存在狭窄；④ baPWV 测值不能反映动脉硬化程度。

2. 主动脉 CT 血管造影　右侧锁骨下动脉近段重度狭窄 90%，左侧锁骨下动脉近段重度狭窄 95%(图 9-37)。

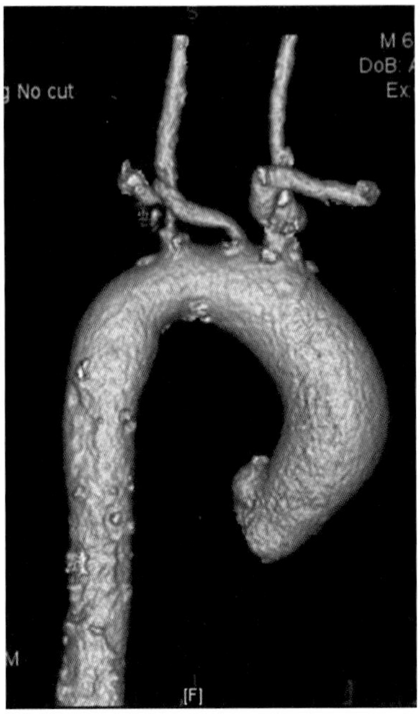

图 9-37　病例 11 主动脉 CT 血管造影

3. 术中造影以及介入治疗　右锁骨下动脉造影示近段狭窄约 90%(图 9-38A)，采用 4.0mm × 30mm 球囊预扩，后置入 8.0mm × 17mm 支架一枚，再次造影示狭窄解除(图 9-38B)。左锁骨下动脉造影示近段狭窄约 90%(图 9-38C)，采用 5.0mm × 40mm 球囊预扩，后置入 8.0mm × 27mm 支架一枚，再次造影示狭窄解除(图 9-38D)。

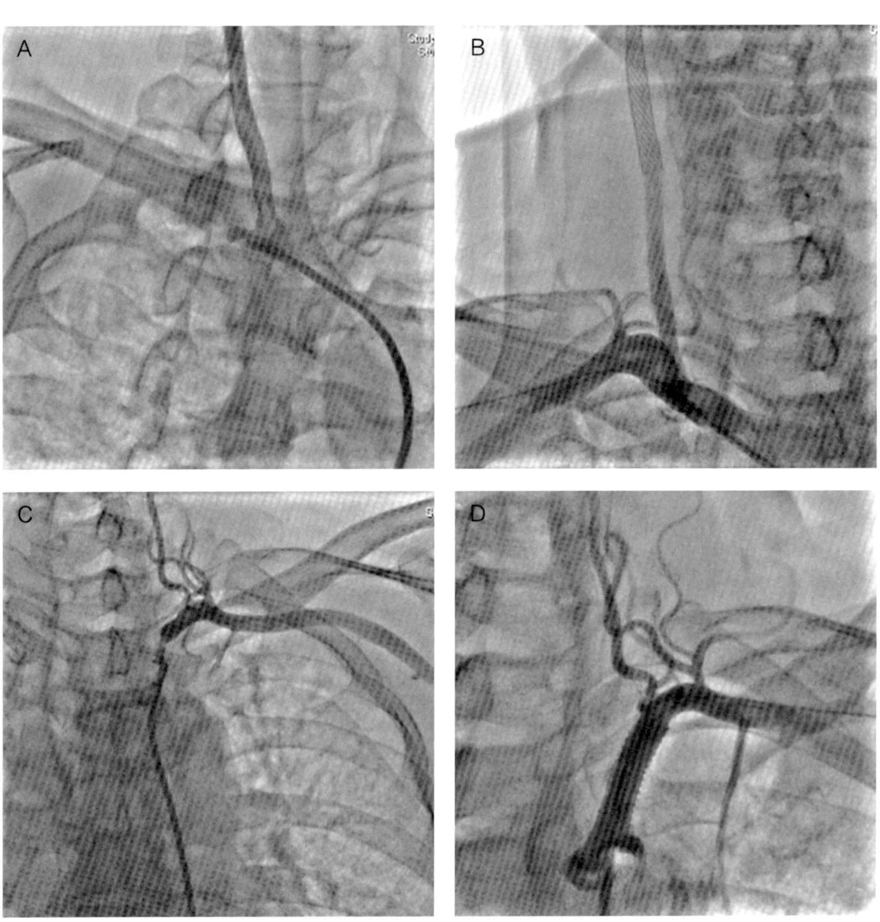

图 9-38　病例 11 术中造影以及介入治疗

A. 右锁骨下动脉造影示近段狭窄约 90%；B. 介入治疗后再次造影示狭窄解除；
C. 左锁骨下动脉造影示近段狭窄约 90%；D. 介入治疗后再次造影示狭窄解除。

4. 术后同步四肢血压和脉搏波传导速度测量（图 9-39）及报告分析

（1）四肢压力波形分析：四肢压力波形连续、规整，形态相似度高，无干扰波，表明波形质控好。

双上肢脉搏波形态正常，与术前对比，上升支均变得较前陡峭，提示狭窄均解除。双下肢脉搏波波形上升支陡峭，下降支存在切迹，UT、%MAP 均大致在正常范围且与术前检查相似。

（2）四肢血压分析：血压测量脉搏振幅图随时间连续变化，骤升点明显，没有干扰波，表明波形质控佳。

上肢收缩压左侧为 119mmHg，右侧为 116mmHg，臂间收缩压差为 3mmHg。

踝部收缩压左侧为 137mmHg，右侧为 134mmHg，收缩压差为 3mmHg；ABI 右侧为 1.13，左侧为 1.15，ΔABI 为 0.02，均较术前明显下降。这是由于双上肢狭窄解除，ABI 恢复正常范围，也排除了踝部动脉不可压缩。

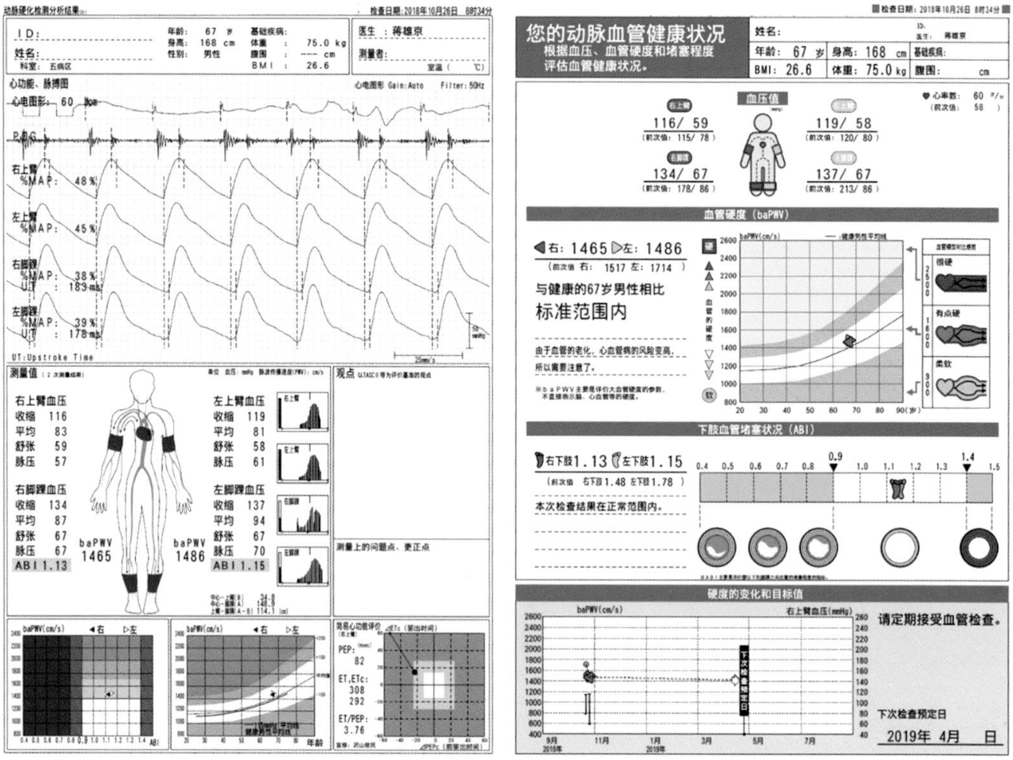

图 9-39　病例 11 术后同步四肢血压和脉搏波传导速度测量

(3) baPWV 分析：上肢动脉狭窄解除，故双侧结果均可读取。

baPWV 左侧为 1 486cm/s，右侧为 1 465cm/s，ΔbaPWV 为 21cm/s。术后测值相比于术前明显下降，印证了狭窄未解除前脉搏波波足延迟会导致 baPWV 显著增高的推测。术后测值为解除狭窄后的值，均在正常范围。此时 baPWV 测值降低也与使用降压药后血压降低有关。

(4) 结论：①双上肢脉搏波 PVR 波形以及相关参数恢复正常，表明狭窄已解除；②单凭臂间收缩压差值会漏诊双侧上肢动脉狭窄，ABI 异常升高或 BAI 异常降低可提高诊断的敏感性；③ baPWV 受多种因素影响，不能只关注测值，还需结合相关影响因素来判断。

（邓　宇　马文韬　蒋雄京）

二、不同仪器测量上肢动脉狭窄

（一）右侧锁骨下动脉狭窄

【病例 12】女性，73 岁，6 个月前出现活动后右上肢无力。危险因素为高血压以及高脂血症。既往有陈旧性脑梗死病史。红细胞沉降率、CRP、胸部 X 线片、超声心动图无明显异常。

1. 同步四肢血压和脉搏波传导速度测量(欧姆龙)(图 9-40)及报告分析

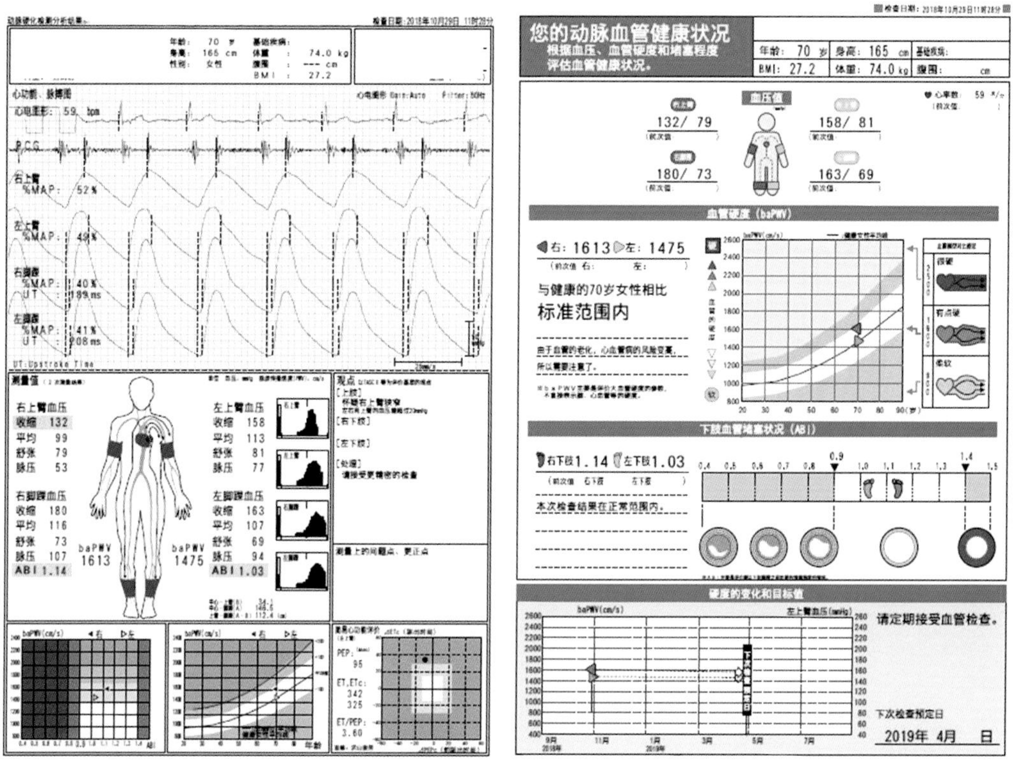

图 9-40　病例 12 同步四肢血压和脉搏波传导速度测量(欧姆龙)

(1)四肢压力波形分析:四肢压力波形连续、规整,形态相似度高,无干扰波,表明波形质控好。

右上肢脉搏波上升支缓慢、顶峰圆钝、重搏波消失、UT 延长,目测波形低钝,提示右上肢动脉存在狭窄。左上肢 PVR 形态正常,UT 在正常范围。

双下肢脉搏波左、右对称,形态正常,UT、%MAP 在正常范围。

(2)四肢血压分析:血压测量脉搏振幅图随时间连续变化,骤升点明显,没有干扰波,表明波形质控佳。

上肢收缩压左侧为 158mmHg,右侧为 132mmHg,臂间收缩压差为 26mmHg,表明右上肢血压明显低于左侧,提示右上肢动脉存在严重狭窄病变。

踝部收缩压左侧为 163mmHg,右侧为 180mmHg,收缩压差为 17mmHg;ABI 左侧为 1.03,右侧为 1.14,均在大致正常范围,双下肢动脉无明显狭窄。

(3)baPWV 分析:baPWV 左侧为 1 475cm/s,右侧为 1 613cm/s,Δ baPWV 为 138cm/s。因考虑右侧上肢动脉存在严重狭窄,应采用左侧 baPWV 值。

2. 5 分钟后再次同步四肢血压和脉搏波传导速度测量(悦琦)(图 9-41)及报告分析

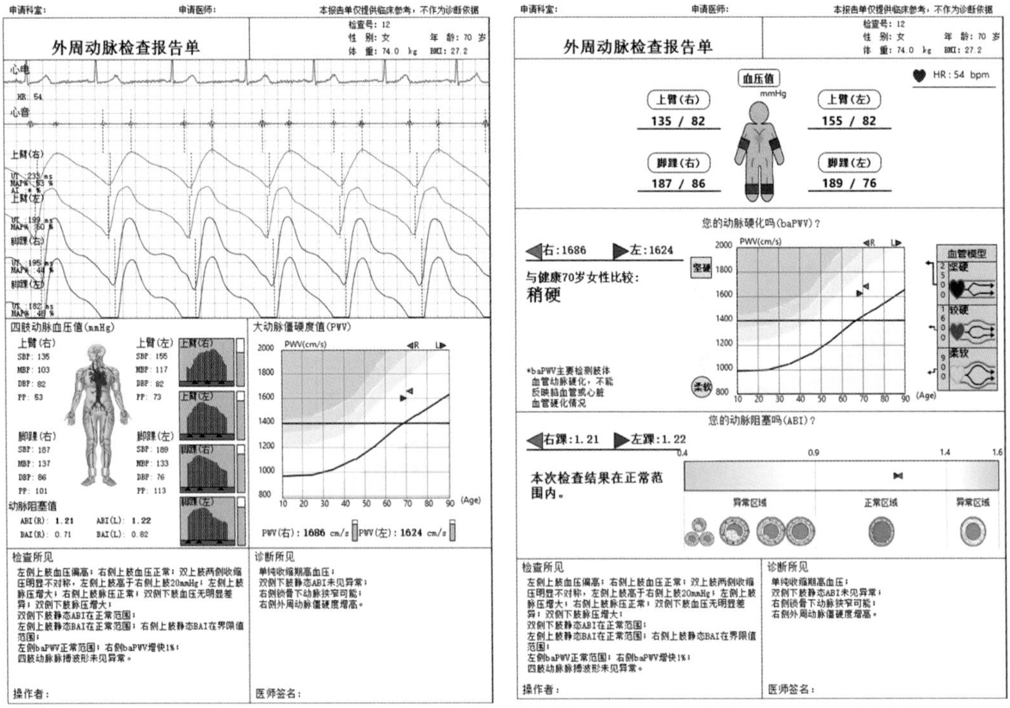

图 9-41　病例 12　5 分钟后同步四肢血压和脉搏波传导速度测量(悦琦)

(1)四肢压力波形分析:四肢压力波形连续、规整,形态相似度高,无干扰波,表明波形质控好。

右上肢脉搏波上升支缓慢、顶峰圆钝、重搏波消失、UT 延长,目测波形低钝,提示右上肢动脉存在严重狭窄。左上肢 PVR 形态正常,UT 在正常范围。

双下肢脉搏波左、右对称,形态正常,UT、%MAP 在正常范围。

(2)四肢血压分析:血压测量脉搏振幅图随时间连续变化,骤升点明显,没有干扰波,表明波形质控佳。

上肢收缩压左侧为 155mmHg,右侧为 135mmHg,臂间收缩压差为 20mmHg,表明右上肢血压明显较左侧低,提示右上肢动脉存在严重狭窄。

踝部收缩压左侧为 189mmHg,右侧为 187mmHg,收缩压差为 2mmHg;ABI 左侧为 1.21,右侧为 1.22,均在正常范围,双下肢动脉无明显狭窄。

(3)baPWV 分析:baPWV 左侧为 1 624cm/s,右侧为 1 686cm/s,Δ baPWV=62cm/s。因考虑右侧上肢动脉存在严重狭窄,应采用左侧 baPWV 值。

3. 弓上动脉 CT 血管造影　右锁骨下动脉起始部管腔狭窄约 90%,右椎动脉起始段狭窄＞70%(图 9-42)。

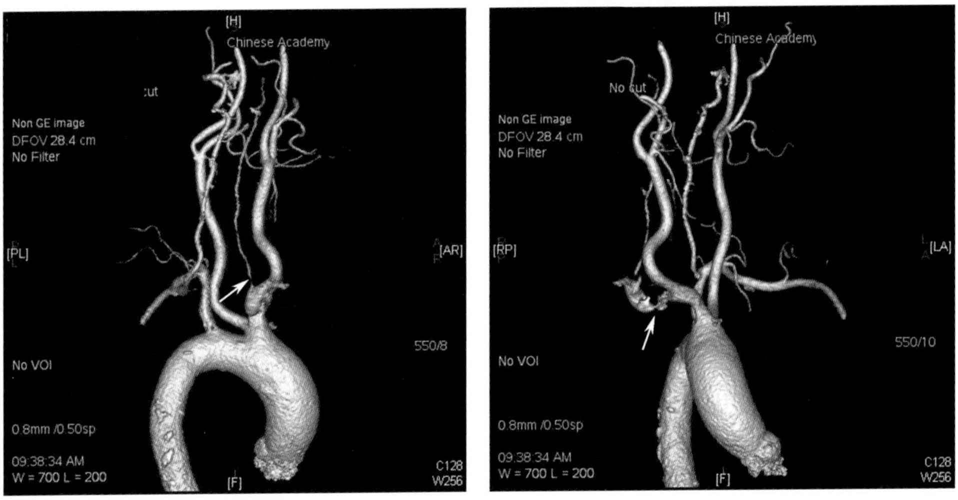

图 9-42　病例 12 弓上动脉 CT 血管造影

4. 结论

(1)两种仪器波形质控均好,PVR 波形相似,四肢血压测值近似。

(2)右上肢收缩压明显降低,提示右上肢动脉狭窄病变,单凭臂间收缩压差即可发现右上肢动脉狭窄病变,并且 PVR 波形和 UT 值均提示右上肢动脉狭窄。造影证实,右侧锁骨下动脉存在严重狭窄。

(3)四肢动脉存在严重狭窄或闭塞时,患侧 baPWV 测值不能真实反映动脉的僵硬度,宜采用非狭窄侧。

(4)两种检测仪诊断右上肢动脉狭窄结果一致。

(二)左侧锁骨下动脉狭窄病例

【病例 13】女性,44 岁,2 个月前出现活动后左上肢无力。危险因素有高脂血症。红细胞沉降率、CRP、胸部 X 线片、超声心动图无明显异常。

1. 同步四肢血压和脉搏波传导速度测量(欧姆龙)(图 9-43)及报告分析

(1)四肢压力波形分析:四肢压力波形连续、规整,形态相似度高,无干扰波,表明波形质控好。

左上肢脉搏波上升支缓慢、顶峰圆钝、重搏波消失、UT 延长,目测波形低钝,提示左上肢动脉存在严重狭窄。右上肢 PVR 形态正常,UT 在正常范围。

双下肢脉搏波左、右对称,形态正常,UT、%MAP 在正常范围。

(2)四肢血压分析:血压测量脉搏振幅图随时间连续变化,骤升点明显,没有干扰波,表明波形质控佳。

上肢收缩压左侧为 97mmHg,右侧为 128mmHg,臂间收缩压差为 31mmHg,表明左上肢血压较右上肢明显减低，提示左上肢动脉存在严重狭窄。

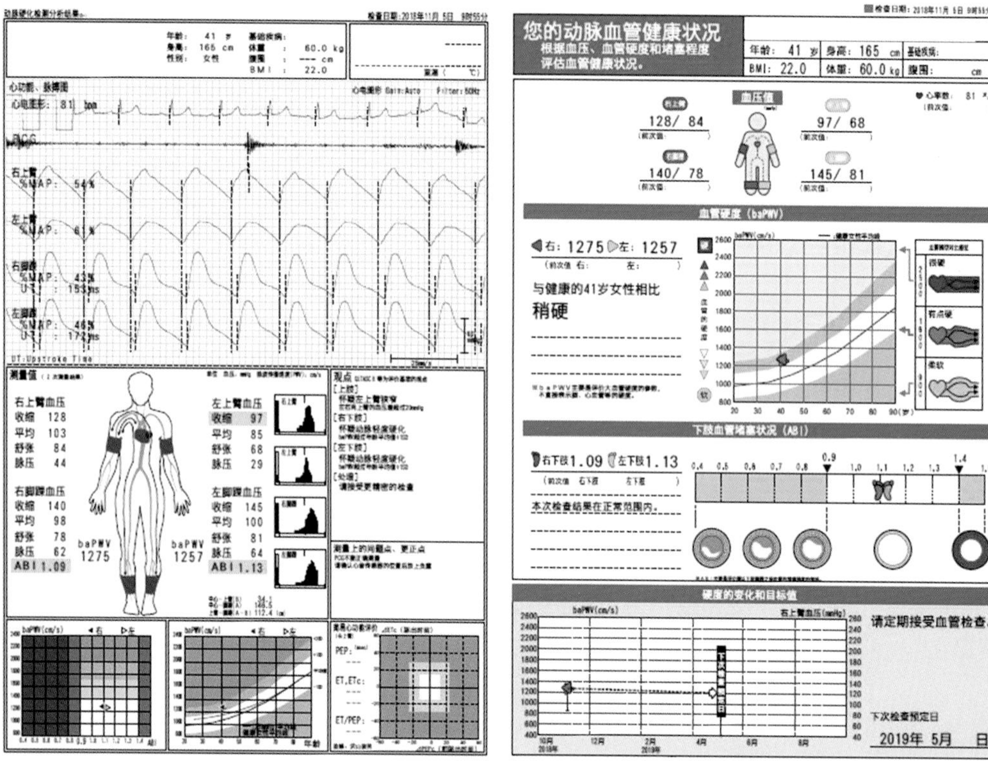

图 9-43 病例 13 同步四肢血压和脉搏波传导速度测量（欧姆龙）

踝部收缩压左侧为 145mmHg，右侧为 140mmHg，收缩压差为 5mmHg；ABI 左侧为 1.13，右侧为 1.09，均在正常范围，双下肢动脉无明显狭窄。

（3）baPWV 分析：baPWV 左侧为 1 257cm/s，右侧为 1 275cm/s，Δ baPWV 为 18cm/s。因考虑左侧上肢动脉存在严重狭窄，应采用右侧 baPWV 值。本例理论上左侧 baPWV 值应大于右侧，但仪器测值相反，提示对圆钝波足最低点识别不够准确。

2. 5 分钟后再次同步四肢血压和脉搏波传导速度测量（悦琦）（图 9-44）及报告分析

（1）四肢压力波形分析：四肢压力波形连续、规整，形态相似度高，无干扰波，表明波形质控好。

左上肢脉搏波上升支缓慢、顶峰圆钝、重搏波消失、UT 延长，目测波形低钝，提示左上肢动脉存在严重狭窄。右上肢形态正常。

双下肢脉搏波左、右对称，形态大致正常，UT 在正常范围。

（2）四肢血压分析：血压测量脉搏振幅图随时间连续变化，骤升点明显，没有干扰波，表明波形质控佳。

上肢收缩压左侧为 107mmHg，右侧为 131mmHg，臂间收缩压差为 24mmHg，表明左上肢血压较右侧明显减低，提示左上肢动脉存在严重狭窄。

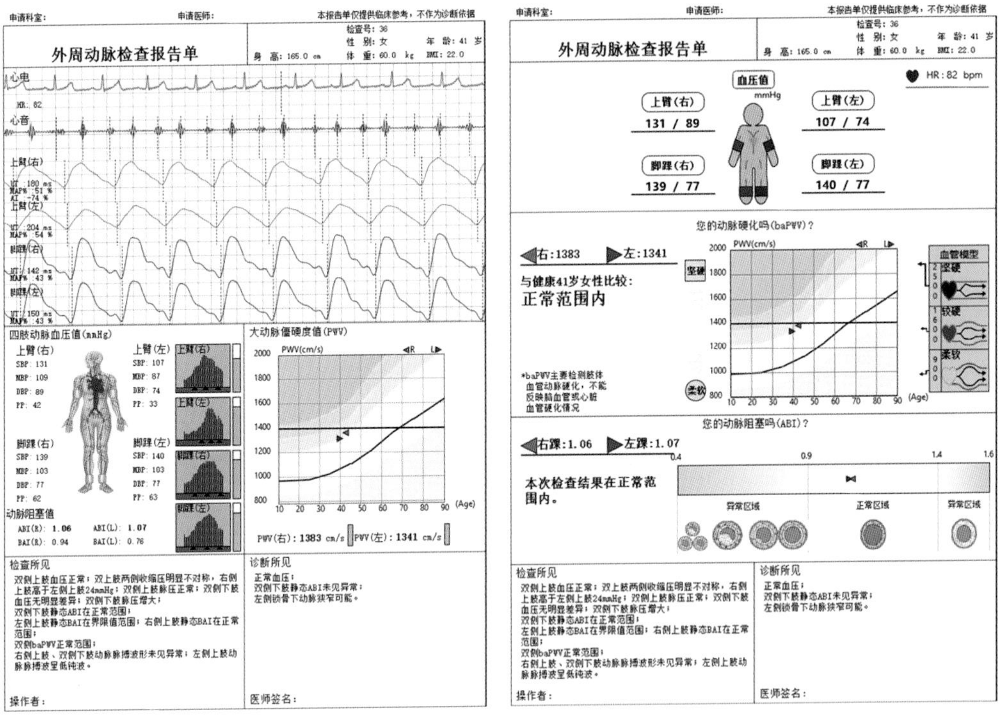

图 9-44　病例 13　5 分钟后再次同步四肢血压和脉搏波传导速度测量（悦琦）

踝部收缩压左侧为 140mmHg，右侧为 139mmHg，踝间收缩压差为 1mmHg；ABI 左侧为 1.07，右侧为 1.06，均在正常范围，双下肢动脉无明显狭窄。

(3) baPWV 分析：baPWV 左侧为 1 341cm/s，右侧为 1 383cm/s，Δ baPWV 为 42cm/s。本例理论上左侧 baPWV 值应大于右侧，但仪器测值相反，提示对圆钝波足最低点识别不够准确。

3. 全主动脉 CT 血管造影　左锁骨下动脉近段管腔闭塞，左椎动脉起自主动脉弓（图 9-45）。

4. 结论

(1) 两种仪器波形质控均好，PVR 波形相似，四肢血压测值近似。

(2) 左上肢收缩压明显降低，提示左上肢动脉狭窄病变，单凭臂间收缩压差即可发现左上肢动脉狭窄病变，并且 PVR 波形和 UT 值均提示左上肢动脉狭窄。造影证实，左侧锁骨下动脉近端闭塞。

(3) 四肢动脉存在严重狭窄或闭塞时，患侧 baPWV 测值不能真实反映动脉的僵硬度，宜采用非狭窄侧。

(4) 两种检测仪诊断左上肢动脉狭窄结果一致。

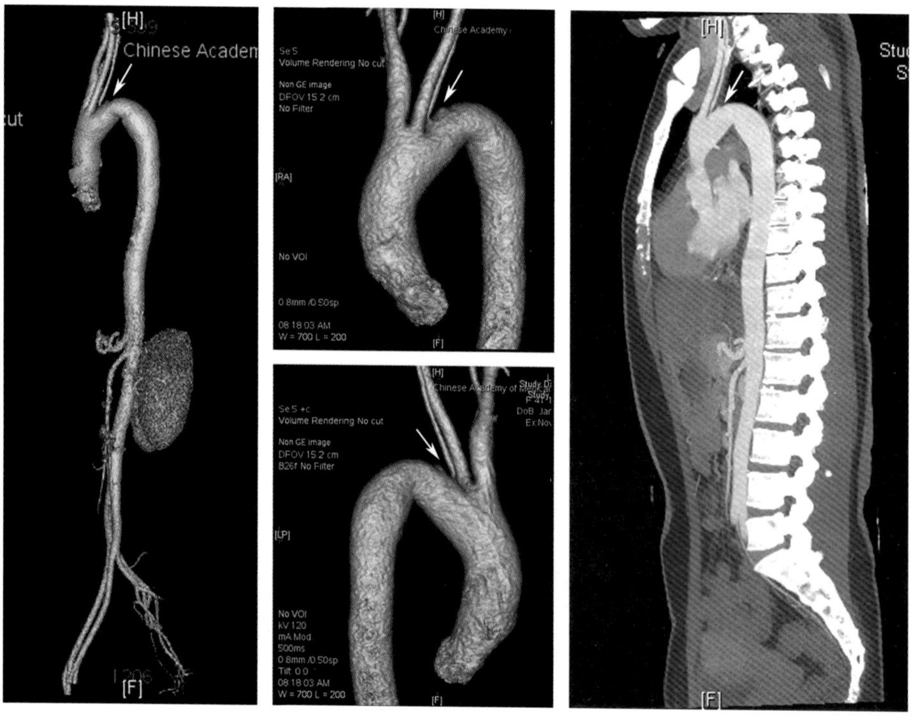

图 9-45 病例 13 全主动脉 CT 血管造影

(三) 双侧锁骨下动脉狭窄

【病例 14】女性,30 岁,有头晕及双上肢乏力等症状。行 CTA 和 PET/CT 等检查,诊断为大动脉炎。红细胞沉降率、CRP 正常,病变为非活动期,胸部 X 线片、超声心动图无明显异常。

1. 同步四肢血压和脉搏波传导速度测量(悦琦)(图 9-46)及报告分析

(1) 四肢压力波形分析:四肢压力波形连续、规整,形态相似度高,无干扰波,表明波形质控好。

双上肢脉搏波上升支缓慢、顶峰圆钝、重搏波消失、UT 延长,目测波形低钝,提示双上肢动脉存在严重狭窄或闭塞病变。

双下肢脉搏波左、右对称,形态正常,UT、%MAP 在正常范围,提示不存在明显狭窄。

(2) 四肢血压分析:血压测量脉搏振幅图随时间连续变化,骤升点明显,没有干扰波,表明波形质控佳。

上肢收缩压左侧为 98mmHg,右侧为 97mmHg,臂间收缩压差为 1mmHg,双上肢收缩压对称,无明显异常。

踝部收缩压左侧为 127mmHg,右侧为 134mmHg,踝间收缩压差为 7mmHg;ABI 左侧为 1.30，右侧为 1.37，均在正常范围，提示双下肢动脉无明显异常。

(3) baPWV 分析：双上肢波幅低，波足和波峰圆钝，该仪器无法准确识别波足最低点，双侧 baPWV 未给出数值。

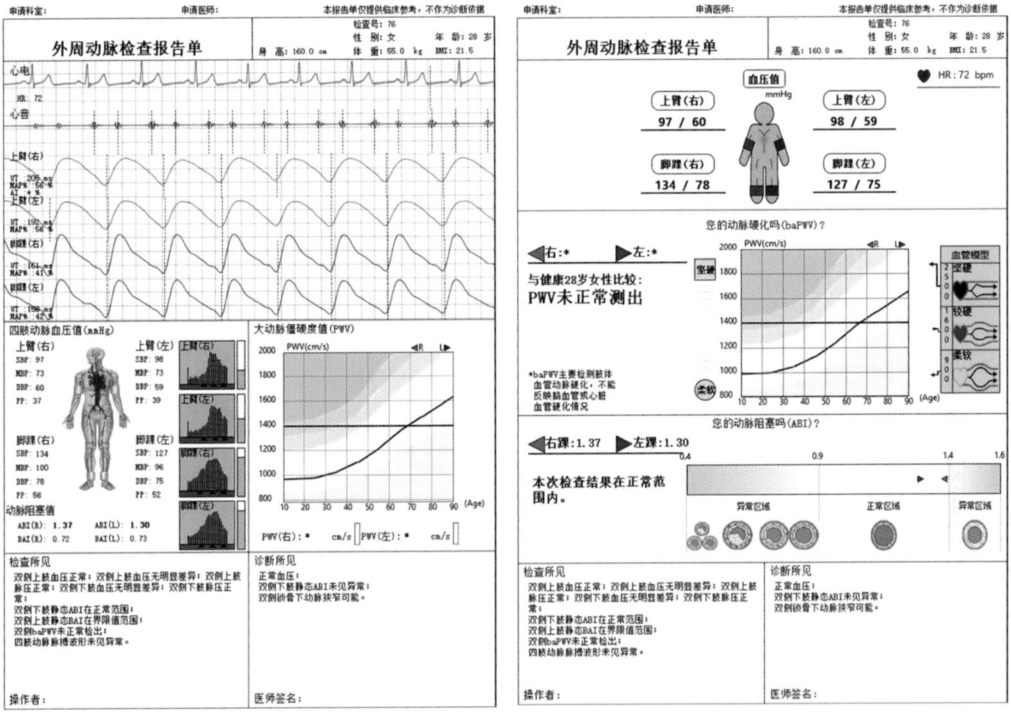

图 9-46　病例 14 同步四肢血压和脉搏波传导速度测量(悦琦)

2. 5 分钟后再次同步四肢血压和脉搏波传导速度测量(欧姆龙)(图 9-47)及报告分析

(1) 四肢压力波形分析：四肢压力波形连续、规整，形态相似度高，无干扰波，表明波形质控好。

双上肢脉搏波上升支缓慢、顶峰圆钝、重搏波消失、UT 延长，目测波形低钝，提示双上肢动脉存在严重狭窄或闭塞病变。

双下肢脉搏波左、右对称，形态大致正常，UT、%MAP 在正常范围，提示不存在明显狭窄。

(2) 四肢血压分析：血压测量脉搏振幅图随时间连续变化，骤升点明显，没有干扰波，表明波形质控佳。

上肢收缩压左侧为 98mmHg，右侧为 103mmHg，臂间收缩压压差为 5mmHg，双上肢收缩压对称，无明显异常。

踝部收缩压左侧为 140mmHg，右侧为 134mmHg，踝间收缩压差为 6mmHg；ABI 左侧为 1.36，右侧为 1.30，均在正常范围，提示双下肢动脉无明显异常。

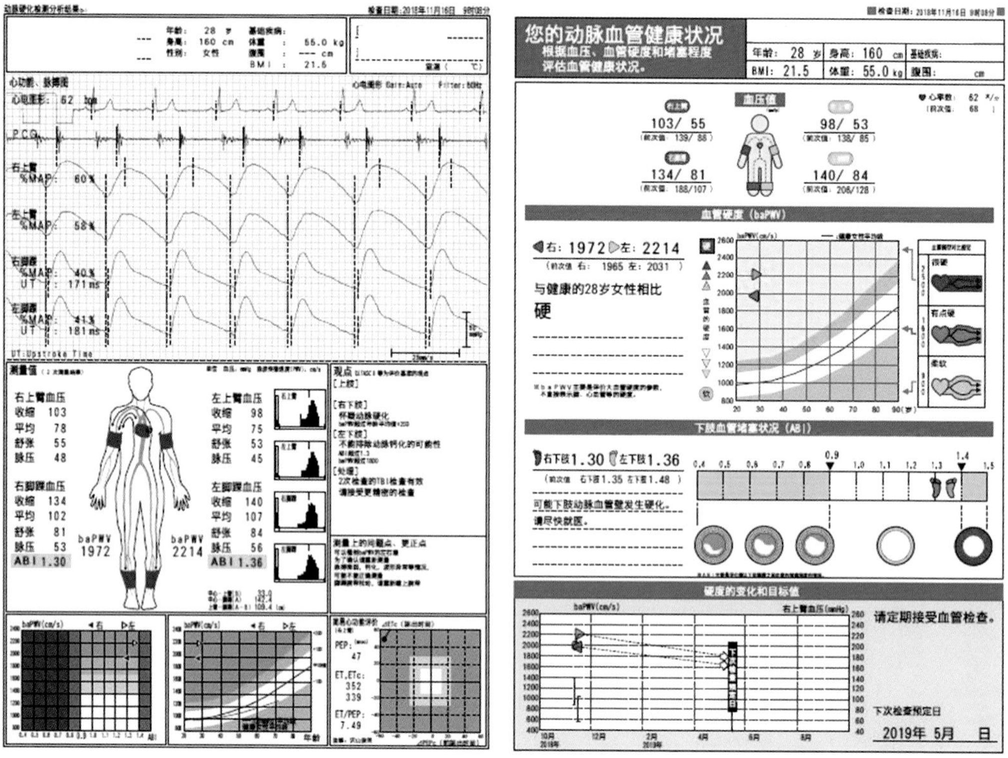

图 9-47　病例 14　5 分钟后再次同步四肢血压和脉搏波传导速度测量(欧姆龙)

(3) baPWV 分析：baPWV 左侧为 2 217cm/s，右侧为 1 972cm/s，Δ baPWV 为 245cm/s。双侧 baPWV 均较同年龄段人群明显增高，这很可能由于双上肢动脉存在严重狭窄或闭塞病变，上、下肢间波足时间差缩短所致，不能真实反映动脉的僵硬度。

3. 外周动脉造影　双侧锁骨下动脉闭塞(图 9-48)。

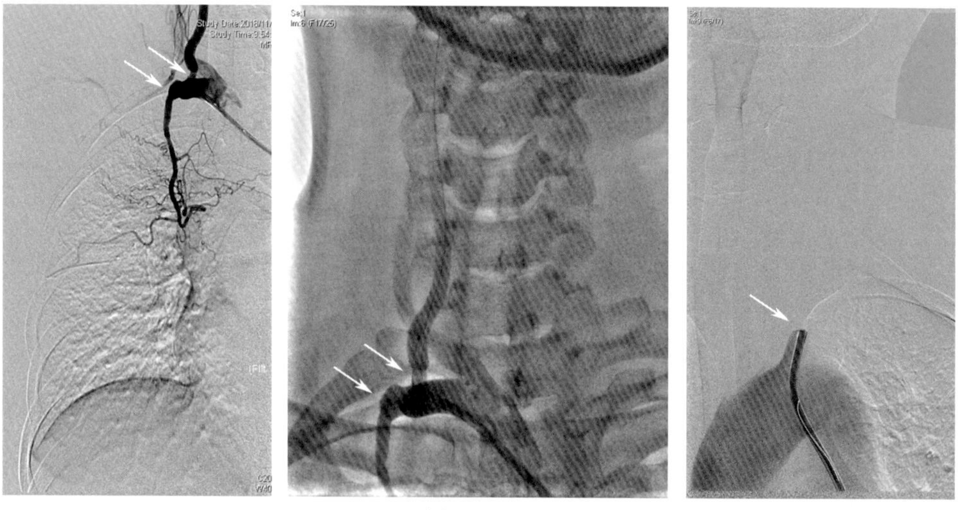

图 9-48　病例 14 外周动脉造影

4. 结论

(1) 两种仪器测量波形质控均好,PVR 波形相识度高,四肢血压测值近似。

(2) 单凭臂间收缩压差均难以发现双上肢动脉狭窄病变,但 PVR 波形和 UT 值均提示双上肢动脉狭窄。造影证实,双侧锁骨下动脉存在闭塞病变。

(3) 四肢动脉存在严重狭窄或闭塞时,患侧 baPWV 测值不能真实反映动脉的僵硬度,不可采信。

(4) 两种检测仪诊断双上肢动脉病变结果一致。

(何际宁　董 徽　叶 涛　蒋雄京)

第四节　下肢动脉狭窄

一、右下肢动脉狭窄

【病例 15】男性,78 岁,右下肢间歇性跛行。危险因素为高血压、糖尿病、高脂血症。既往有 CABG、右颈内支架置入史。红细胞沉降率升高,CRP 正常,胸部 X 线片无明显异常,超声心动图提示左心肥厚。

1. 同步四肢血压和脉搏波传导速度测量(欧姆龙)(图 9-49)及报告分析

(1) 四肢压力波形分析:四肢压力波形连续、规整,形态相似度高,无干扰波,表明波形质控好。

双上肢脉搏波左、右对称,形态大致正常,仪器给出波足到峰顶的时间 UT 为 240 毫秒,这是反射波叠加的第二波峰所致(红色箭头所指),需人眼识别上升支直线最高点(绿色箭头所指),即波足至初始波峰顶为真 UT 为 151 毫秒,在正常范围。

右下肢波形低矮。上升支明显迟缓、变钝,上升时间显著延长,UT 为 234 毫秒,明显增加,提示右下肢动脉存在狭窄。左下肢 PVR 形态正常,UT、%MAP 均在正常范围。

(2) 四肢血压分析:血压测量脉搏波振幅图随时间连续变化,骤升点明显,无干扰波,表明波形质控佳。

上肢收缩压右侧为 191mmHg,左侧为 183mmHg,臂间收缩压压差为 8mmHg,表明上肢高血压,血压对称,无明显狭窄。

踝部收缩压右侧为 138mmHg,左侧为 215mmHg,收缩压差为 77mmHg;ABI 右侧为 0.72,左侧为 1.13,Δ ABI 为 0.41。右下肢收缩压和 ABI 显著降低,提示右侧下肢动脉存在严重狭窄。

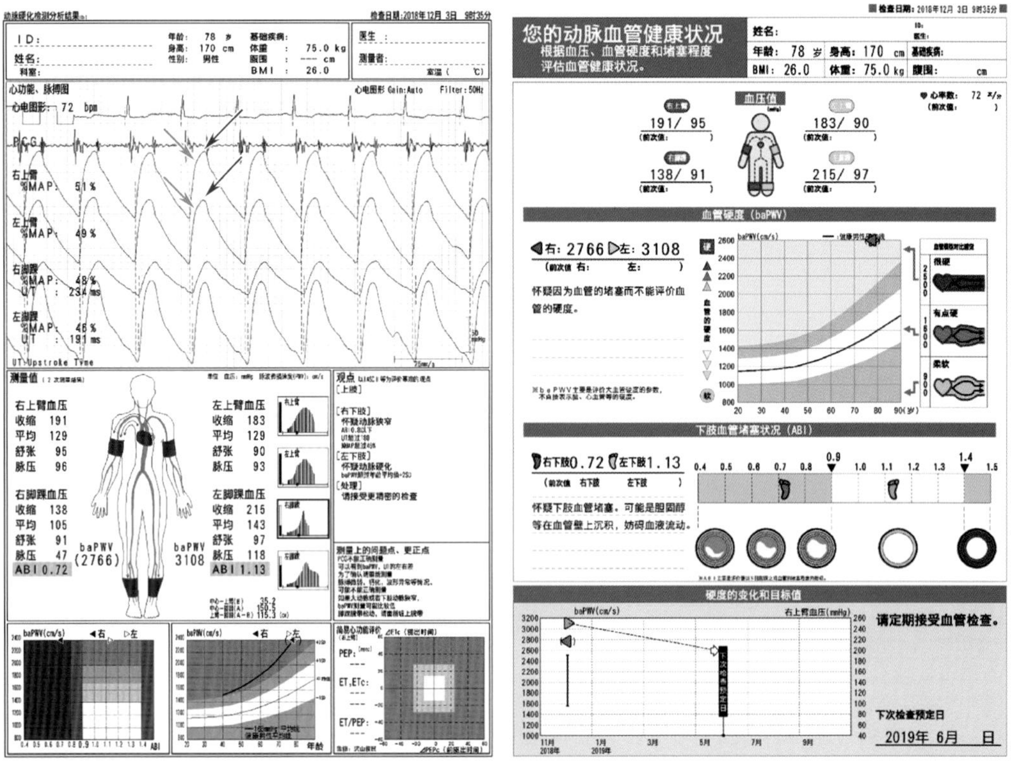

图 9-49　病例 15 同步四肢血压和脉搏波传导速度测量(欧姆龙)

(3) baPWV 分析：经前两步分析初步判定右下肢动脉存在严重狭窄，原则上需取左侧 baPWV 代表动脉僵硬度。

baPWV 右侧为 2 766cm/s，左侧为 3 180cm/s，Δ baPWV 为 414cm/s。这是因为右下肢动脉上游存在严重狭窄，导致脉搏波传导受限，右踝波足延迟，与上肢波足的时间差增大，造成 baPWV 降低，故该值不能反映血管硬度。取左侧 baPWV 测值，可以判定该患者血管硬度极高。

2. 5 分钟后再次同步四肢血压和脉搏波传导速度测量(悦琦)(图 9-50)及报告分析

(1) 四肢压力波形分析：四肢压力波形连续、规整，形态相似度高，无干扰波，表明波形质控好。

双上肢脉搏波左、右对称，形态大致正常，仪器给出波足到峰顶的时间 UT>180 毫秒，这是反射波叠加的第二波峰所致(红色箭头所指)，需人眼识别上升支直线最高点(绿色箭头所指)，即波足至初始波峰顶的时间 UT 为 150 毫秒，UT 在正常范围。

右下肢波形低矮。上升支明显迟缓、变钝。右 UT 延长，%MAP 显著增加，提示右侧下肢动脉存在严重狭窄。左下肢 PVR 形态正常，%MAP 在正常范围。

(2) 四肢血压分析：脉搏振幅图显示右上肢无骤升点(红色箭头所指)，振幅变化反常，反映右上肢血压测量不准确，质控欠佳。

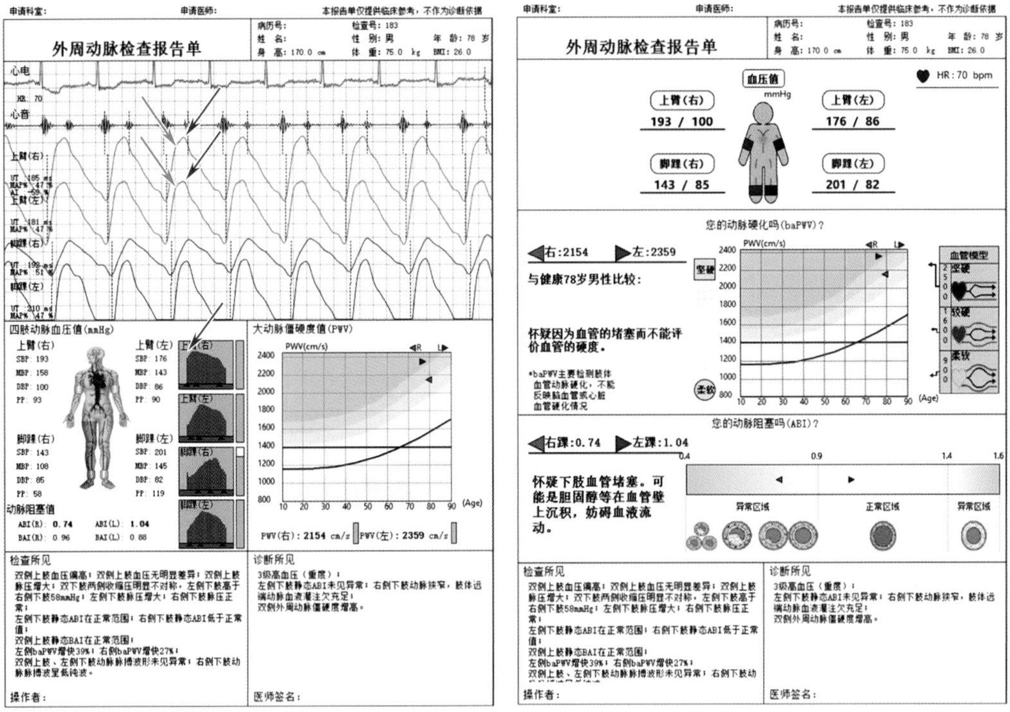

图 9-50　病例 15　5 分钟后再次同步四肢血压和脉搏波传导速度测量（悦琦）

仪器显示上肢收缩压右侧为 193mmHg，左侧为 176mmHg，臂间收缩压差为 17mmHg，提示上肢高血压，血压不对称，但不能判定上肢动脉存在狭窄。临床上遇到这种情况应重复测量，获取质控良好的脉搏振幅图后再分析。

踝部收缩压右侧为 143mmHg，左侧为 201mmHg，收缩压差为 58mmHg；ABI 右侧为 0.74，左侧为 1.04，Δ ABI 为 0.30。右下肢收缩压和 ABI 显著降低，表明右下肢动脉可能存在狭窄。

（3）baPWV 分析：经上两步分析初步判断右下肢动脉存在狭窄，原则上不取右侧 baPWV 测值代表血管硬度。

baPWV 右侧为 2 154cm/s，左侧为 2 359cm/s，Δ baPWV 为 205cm/s。这是因为右下肢动脉上游存在严重狭窄，导致脉搏波传导受限，右踝波足延迟，与上肢波足的时间差增大，造成 baPWV 降低，故该值不能反映血管硬度。取左侧 baPWV 测值，可以判定该患者血管硬度极高。

3. 下肢动脉造影　右股浅动脉远段闭塞（图 9-51）。

4. 结论

（1）欧姆龙测量质控好，悦琦测量右上肢血压测量质控欠佳，测值不可靠。两种仪器 PVR 相似，四肢血压测值相近。

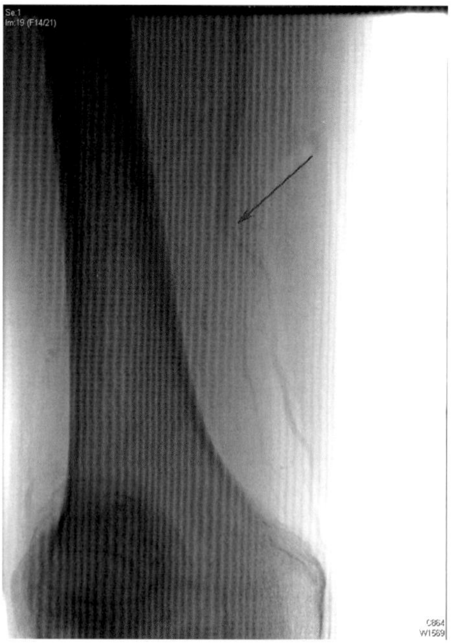

图 9-51　病例 15 下肢动脉造影提示右股浅动脉远段闭塞（箭头）

(2) 两种仪器测量结果均显示右下肢收缩压、ABI 明显降低，提示右侧下肢动脉存在严重狭窄。造影证实，右股浅动脉远段闭塞。

(3) 由于右侧股浅动脉远端闭塞，导致脉搏波下传受限，右踝波足延迟，右侧 baPWV 小于左侧，应根据左侧 baPWV 值判定动脉硬度。

(4) 两种检测仪诊断双侧下肢动脉狭窄结果一致。

二、左侧下肢动脉狭窄

【病例 16】男性，68 岁，左下肢间歇性跛行。危险因素为高脂血症。既往有腹腔干动脉支架、双侧肾动脉支架置入史。红细胞沉降率升高，CRP 正常，ECG 示窦性心动过缓，胸部 X 线片、超声心动图无明显异常。

1. 同步四肢血压和脉搏波传导速度测量（欧姆龙）（图 9-52）及报告分析

(1) 四肢压力波形分析：四肢压力除双下肢中间两个波形稍有干扰外，其余波形连续、规整，形态高度相似，无干扰波，表明波形质控可。

双上肢脉搏波对称，形态大致正常，由于患者心动过缓（心率为 55 次 /min），导致 UT 轻度延长，此时计算 UTCC 仍在正常范围。

双下肢波形不对称，左下肢 PVR 低平圆钝，UT 为 224 毫秒，显著延长；%MAP 为 47%，略升高，提示左下肢动脉存在狭窄。右下肢波形正常，UT、%MAP 在正常范围。

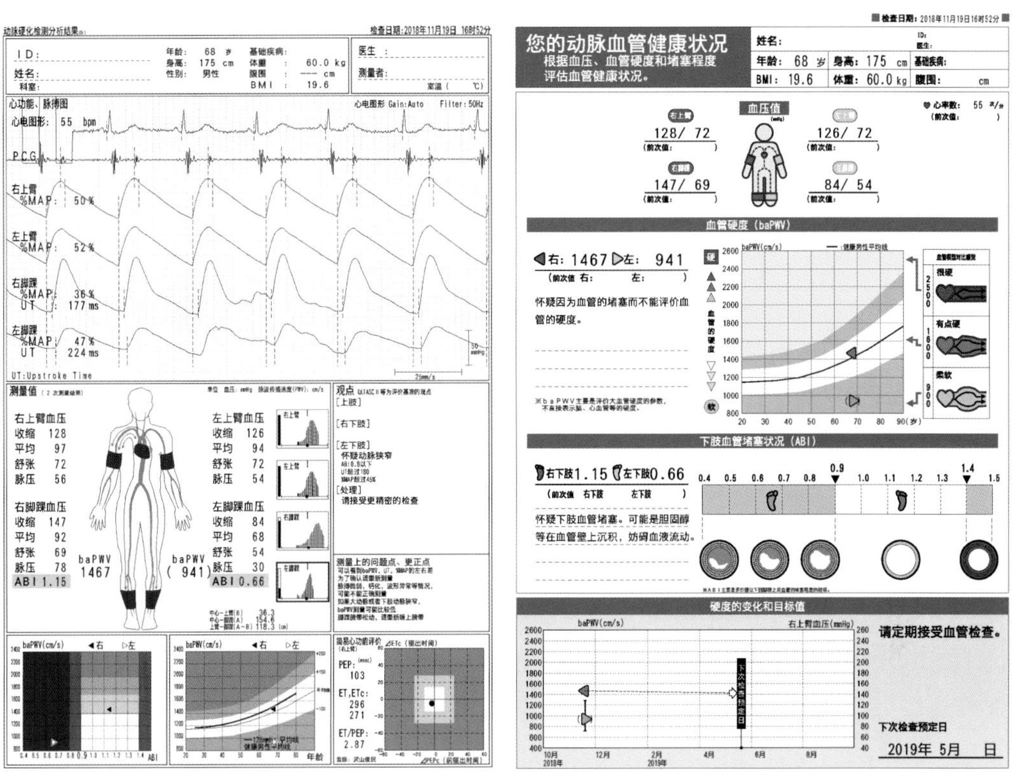

图 9-52　病例 16 同步四肢血压和脉搏波传导速度测量(欧姆龙)

(2)四肢血压分析：血压测量脉搏波振幅图随时间连续变化，骤升点明显，无干扰波，表明波形质控佳。

上肢收缩压右侧为 128mmHg，左侧为 126mmHg，臂间收缩压差为 2mmHg，上肢血压正常且对称，提示上肢动脉无明显狭窄。

踝部收缩压右侧为 147mmHg，左侧为 84mmHg，两侧收缩压差为 63mmHg；ABI 右侧为 1.15，左侧为 0.66，ΔABI 为 0.49。双下肢收缩压差显著，左下肢收缩压、ABI 明显降低，提示左下肢动脉存在严重狭窄。

(3)baPWV 分析：经上两步分析初步判断左下肢动脉存在严重狭窄，原则上不取左侧 baPWV 测值代表血管硬度。

baPWV 右侧为 1 467cm/s，左侧为 941cm/s，ΔbaPWV 为 526cm/s。这是因为左下肢动脉上游存在严重狭窄，导致脉搏波传导受限，左踝波足延迟，与上肢波足的时间差增大，造成 baPWV 降低，故该值不能反映血管硬度。取右侧 baPWV 测值，可以判定该患者血管硬度尚在正常范围。

2. 5 分钟后再次同步四肢血压和脉搏波传导速度测量(悦琦)(图 9-53)及报告分析

(1)四肢压力波形分析：四肢压力波形连续、规整，形态高度相似，无干扰波，表明波形质控佳。

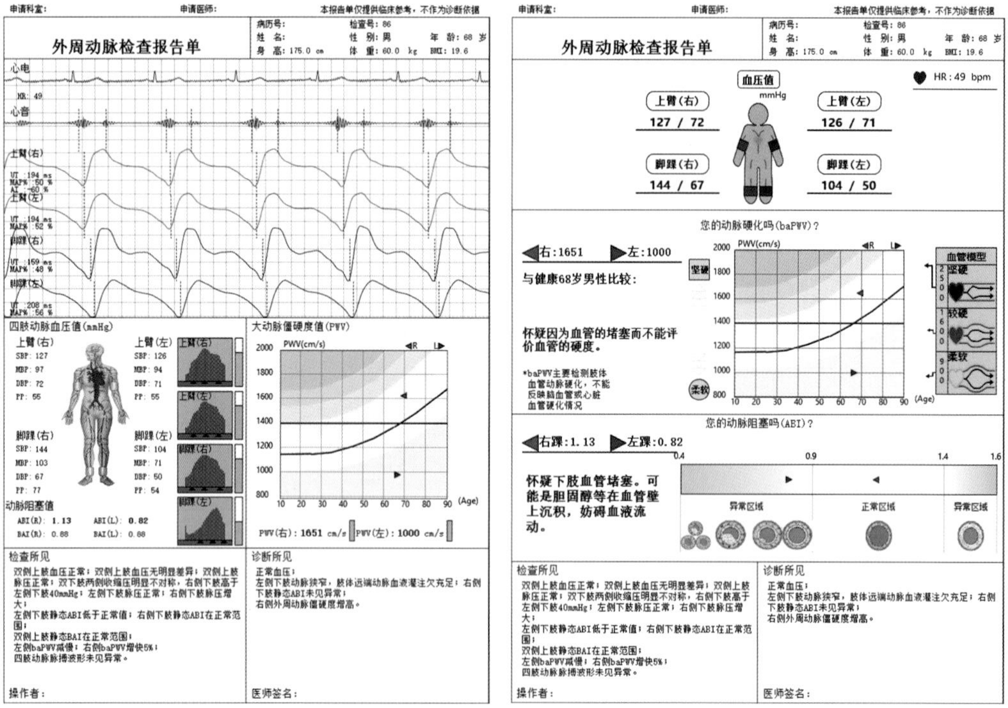

图 9-53　病例 16　5 分钟后再次同步四肢血压和脉搏波传导速度测量（悦琦）

双上肢脉搏波左、右对称，形态大致正常，由于患者心动过缓（心率为 49 次 /min），导致 UT 轻度延长，此时计算 UTCC 仍在正常范围。

双下肢 PVR 左、右不对称，左下肢 PVR 低平圆钝，UT 为 208 毫秒，较右侧明显延长；%MAP 为 56%，升高，提示左侧下肢动脉存在严重狭窄。右下肢波形正常，UT 和 %MAP 在正常范围。

(2) 四肢血压分析：血压测量脉波振幅图随时间连续变化，骤升点明显，无干扰波，表明波形质控佳。

上肢收缩压右侧为 127mmHg，左侧为 126mmHg，臂间收缩压差为 1mmHg，上肢血压正常且对称，提示上肢动脉无明显狭窄。

踝部收缩压右侧为 144mmHg，左侧为 104mmHg，两侧收缩压差为 40mmHg；ABI 右侧为 1.13，左侧为 0.82，ΔABI 为 0.31。双下肢收缩压差显著，左下肢收缩压和 ABI 明显降低，提示左侧下肢动脉存在严重狭窄。

(3) baPWV 分析：经上两步分析初步判断左下肢动脉存在严重狭窄，原则上不取左侧 baPWV 测值代表血管硬度。

baPWV 右侧为 1 651cm/s，左侧为 1 000cm/s，ΔbaPWV 为 651cm/s。这是因为左下肢动脉上游存在严重狭窄，导致脉搏波传导受限，左踝波足延迟，与上肢波足的时间差增大，造成 baPWV 降低，故该值不能反映血管硬度。取右侧 baPWV 测值，可以判定该患者血管硬度在正常高值范围。

3. 下肢动脉 CTA　左侧股浅动脉中段闭塞(箭头所指),股深动脉经侧支供应股浅动脉远端(图 9-54)。

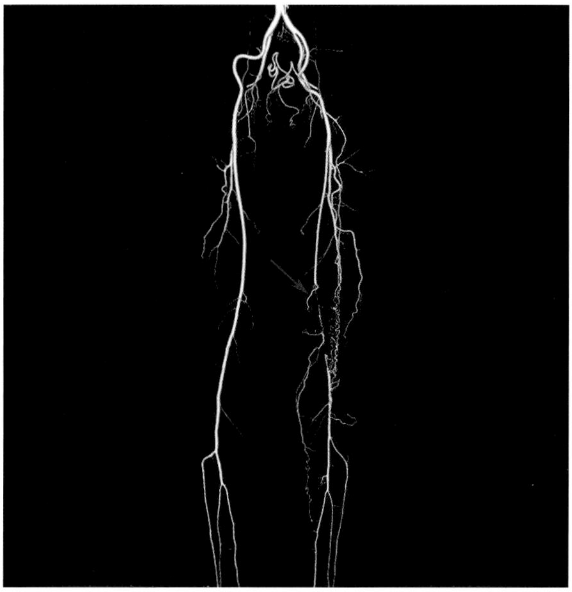

图 9-54　病例 16 下肢动脉 CTA

4. 结论

(1)两种仪器波形质控均好,PVR 相似,四肢血压测值相近。

(2)两种仪器测量结果均显示左下肢收缩压、ABI 明显降低,提示左侧下肢动脉存在严重狭窄。下肢动脉 CTA 的发现证实了上述诊断。

(3)由于左侧股浅动脉中段闭塞,导致脉搏波下传受限,左踝波足延迟,左侧 baPWV 明显下降,应根据右侧 baPWV 值判定动脉硬度。

(4)两种检测仪诊断左侧下肢动脉狭窄结果一致。

三、双侧下肢动脉狭窄

【病例 17】女性,79 岁,双下肢间歇性跛行伴左下肢静息痛 3 个月。危险因素为高血压、糖尿病。红细胞沉降率升高,CRP 正常,胸部 X 线片、超声心动图无明显异常。

1. 同步四肢血压和脉搏波传导速度测量(欧姆龙)(图 9-55)及报告分析

(1)四肢压力波形分析:四肢压力波形连续、规整,形态相似度高,无干扰波,表明波形质控好。

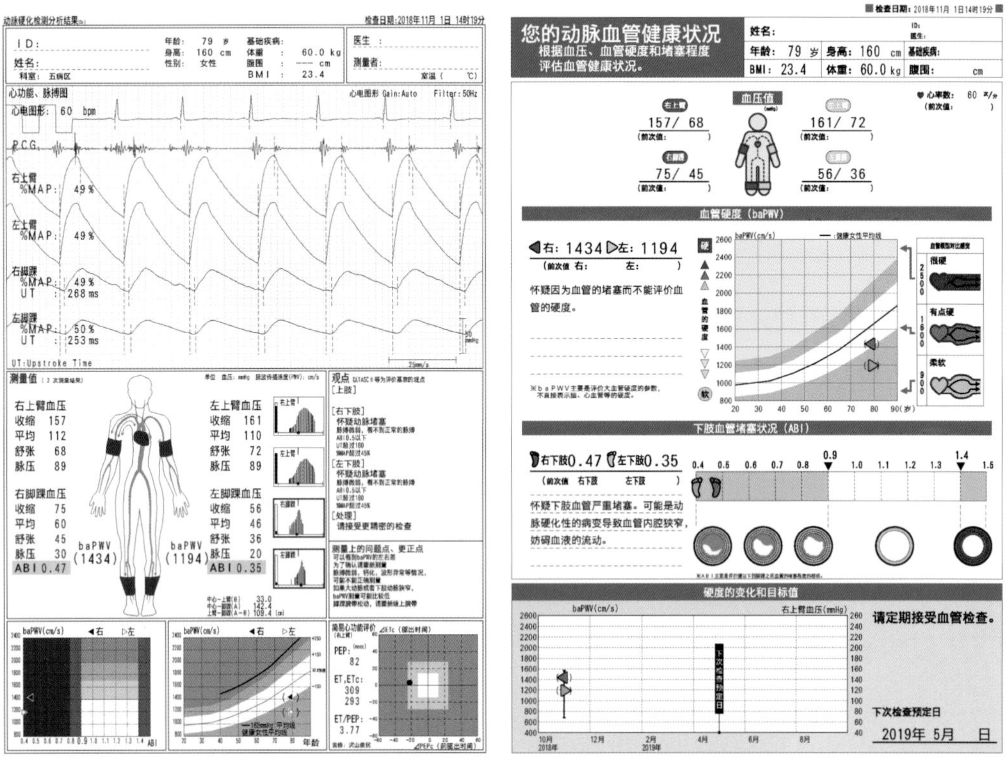

图 9-55　病例 17 同步四肢血压和脉搏波传导速度测量（欧姆龙）

双上肢脉搏波左、右对称，形态大致正常，UT 在正常范围。

双下肢波形呈低矮对称改变。上升支明显迟缓、变钝，上升时间显著延长，双侧 UT 超过 250 毫秒，双侧 %MAP 均增加，提示双侧下肢动脉或主动脉存在狭窄。

(2) 四肢血压分析：血压测量脉搏波振幅图随时间连续变化，骤升点明显，无干扰波，表明波形质控佳。

上肢收缩压右侧为 157mmHg，左侧为 161mmHg，臂间收缩压差为 4mmHg，表明上肢高血压，血压对称，无明显狭窄。

踝部收缩压右侧为 75mmHg，左侧为 56mmHg，两侧收缩压差为 19mmHg；ABI 右侧为 0.47，左侧为 0.35，ΔABI 为 0.12。双下肢 ABI 均较正常值显著降低，表明双侧下肢动脉或主动脉可能存在狭窄，因两侧差异显著，主动脉狭窄可能性很小。

(3) baPWV 分析：经前两步分析初步判定双下肢动脉存在狭窄，原则上 baPWV 值不能反映动脉硬度。

仪器显示 baPWV 右侧为 1 434cm/s，左侧为 1 194cm/s，ΔbaPWV 为 240cm/s。该数值提示动脉硬度低，这是因为上游存在狭窄，导致脉搏波传导受限，双踝波足延迟，与上肢波足的时间差增大，造成 baPWV 降低，故该值不能反映血管硬度。但 ΔbaPWV>160cm/s，可提示主动脉狭窄可能性小。

2. 5分钟后再次同步四肢血压和脉搏波传导速度测量(悦琦)(图9-56)及报告分析

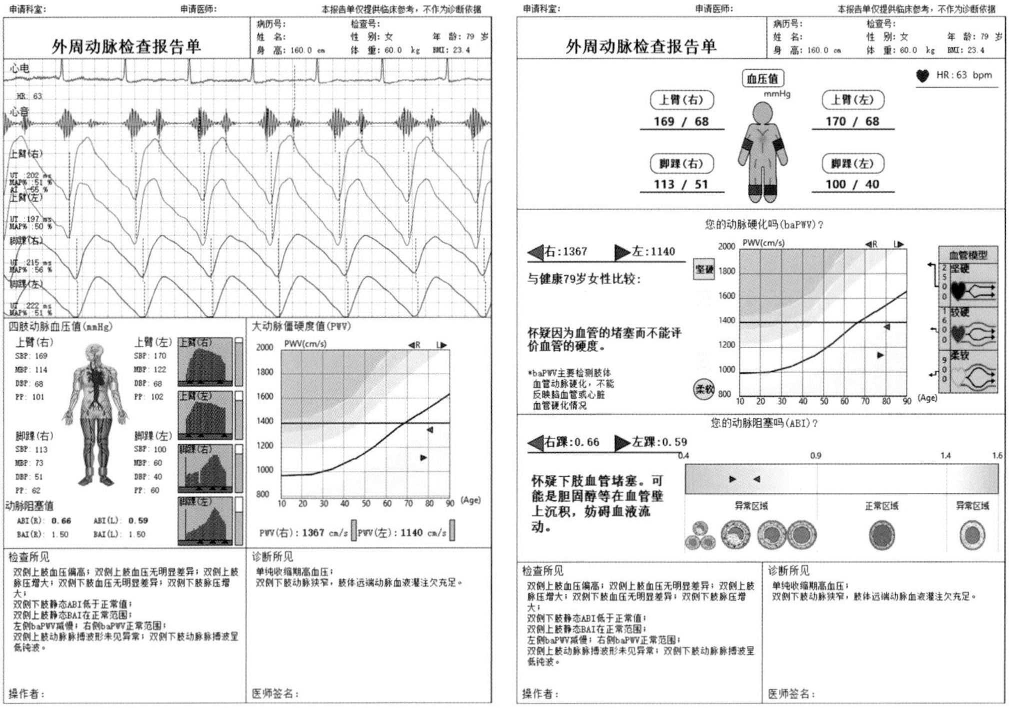

图9-56　病例17同步四肢血压和脉搏波传导速度测量(悦琦)

(1)四肢压力波形分析：四肢压力波形连续、规整，形态相似度高，无干扰波，表明波形质控好。

双上肢脉搏波左、右对称，形态大致正常，UT在正常范围高限。

双下肢波形呈低矮对称改变。上升支明显迟缓、变钝，下降支重搏波消失。双侧UT超过210毫秒，且%MAP显著增加，提示双侧下肢动脉或主动脉存在狭窄。

(2)四肢血压分析：上肢收缩压右侧为169mmHg，左侧为170mmHg，臂间收缩压压差为1mmHg，表明上肢高血压，血压对称，无明显狭窄。

踝部收缩压右侧为113mmHg，左侧为100mmHg，收缩压差为13mmHg；ABI右侧为0.66，左侧为0.59，ΔABI为0.07。双下肢ABI均较正常值显著降低，表明双侧下肢动脉或主动脉可能存在狭窄，因两侧差异不显著，无法区分是否存在主动脉狭窄。

(3)baPWV分析：经前两步分析初步判定双下肢动脉或主动脉存在狭窄，原则上baPWV值不能反映动脉硬度。

baPWV左侧为1 367cm/s，右侧为1 140cm/s，ΔbaPWV为227cm/s。该数值提示动脉硬度低，这是因为上游存在狭窄，导致脉搏波传导受限，双踝波足延迟，与上肢波足的时间差增大，造成baPWV降低，故该值不能反映血管硬度。但ΔbaPWV值>160cm/s，可提示主动脉狭窄可能性小。

3. **下肢动脉造影**　右股浅动脉远段 99% 狭窄(图 9-57A 箭头);左股浅动脉远段至腘动脉起始段 100% 弥漫狭窄(图 9-57B 箭头)。

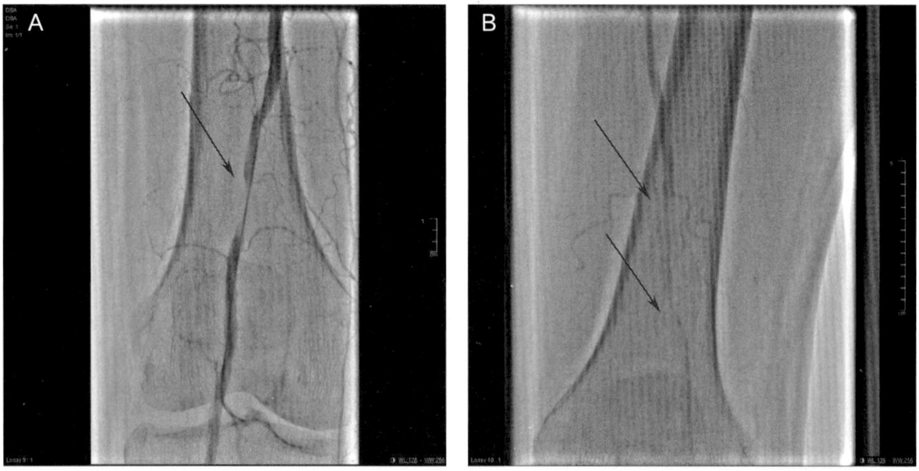

图 9-57　病例 17 下肢动脉造影

4. **结论**

(1)两种仪器波形质控均好,PVR 相似,四肢血压测值相差较大,可能与患者血压波动相关。

(2)两种仪器测量结果均显示双下肢收缩压、ABI 明显降低,提示双侧下肢动脉或主动脉存在狭窄病变。造影证实,双侧股浅动脉存在严重狭窄。

(3)四肢动脉存在严重狭窄时,baPWV 测值不能真实反映动脉的僵硬度,需结合病变位置谨慎解读。

(4)两种检测仪诊断双侧下肢动脉狭窄结果一致。

(李弘武　程　康　蒋雄京)

第五节　主动脉和四肢动脉混合多发狭窄

一、动脉粥样硬化

【病例 18】男性,52 岁,脉弱伴反复头晕 2 个月。多次测血压<90/60mmHg,怀疑低血压。危险因素为长期吸烟、高脂血症、糖尿病。

1. 同步四肢血压和脉搏波传导速度测量(图 9-58)及报告分析

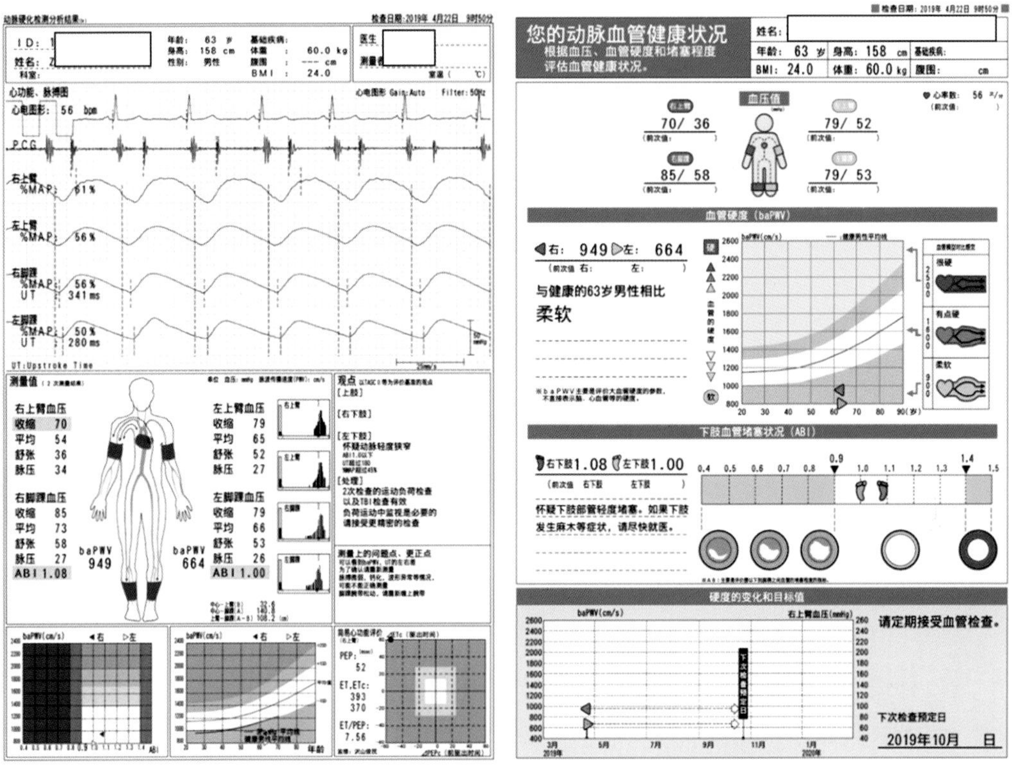

图 9-58　病例 18 同步四肢血压和脉搏波传导速度测量

(1) 四肢压力波形分析：心电图节律及心音图正常。四肢记录到连续 6 个规整的脉搏波，然而四肢脉搏波形扁平、低钝，UT 均>250 毫秒，双下肢 %MAP>45%，强烈提示四肢动脉均存在重度狭窄。

(2) 四肢血压和 ABI 分析：上肢动脉血压右侧为 70/36mmHg，左侧为 79/52mmHg，均呈低血压，臂间收缩压差为 9mmHg，尚未达到上肢动脉狭窄的诊断切点。

下肢动脉血压右侧为 85/58mmHg，左侧为 79/53mmHg，也均呈低血压；踝间收缩压差为 6mmHg，ABI 左侧为 1.08，右侧为 1.00，Δ ABI 为 0.08，均位于正常范围，未达到下肢动脉狭窄的诊断切点。因此，本例如基于四肢血压和 ABI 值，不但无法诊断四肢动脉狭窄，而且误诊为低血压休克的可能性很大。

(3) baPWV 分析：baPWV 右侧为 949cm/s，左侧为 664cm/s，明显低于正常范围；由于四肢动脉或者胸腹主动脉存在狭窄，baPWV 测值无法用于判断大动脉僵硬度；Δ baPWV 为 285cm/s，提示两侧波速明显不对称，存在四肢动脉狭窄的可能。

(4) 结论：① PVR 波形分析是发现四肢动脉存在对称性狭窄的有用方法；②四肢血压和 ABI 分析可能难以发现四肢动脉存在显著对称性狭窄，易误诊为低血压休克；③四肢动脉同时狭窄，baPWV 测值无法用于判断大动脉僵硬度。

2. 弓上动脉 CTA（图 9-59）

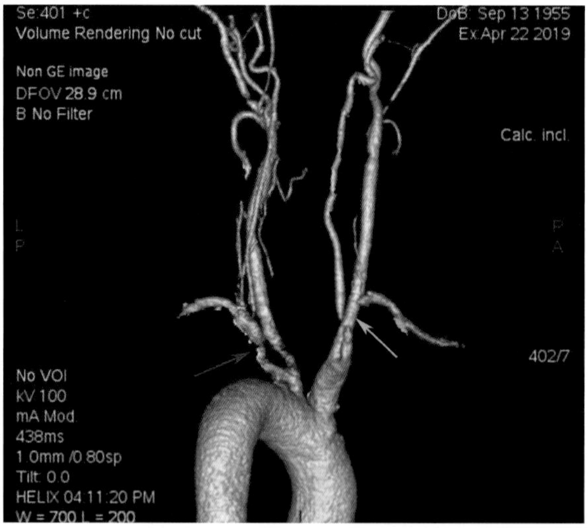

图 9-59　病例 18 弓上动脉 CTA

右锁骨下动脉中段短段闭塞（绿色箭头），
左锁骨下动脉近段严重狭窄（红色箭头）。

3. 外周动脉造影（图 9-60）

4. 介入术后同步四肢血压和脉搏波传导速度测量（图 9-61）及报告分析

（1）四肢压力波形分析：心电图节律及心音图正常。记录了 7 个连续、规整的 PVR 波形。右上肢和左髂动脉未行介入治疗，脉搏波形同前；左上肢和右髂动脉介入治疗成功，脉搏波波形恢复正常，UT 和 %MAP 降至正常范围，对比非常明显。这表明这种测量能用于评估和随访介入治疗的效果。

（2）四肢血压和 ABI 分析：右上肢和左下肢动脉未行介入治疗，右上肢血压为 86/57mmHg，左下肢血压为 87/67mmHg，仍处于低血压。左上肢和右下肢介入治疗成功，左上肢血压为 135/77mmHg，右下肢血压为 160/78mmHg，反映了真实的血压。术后右下肢动脉通畅，ABI 为 1.19；而左下肢仍处于闭塞，ABI 为 0.64，对比非常强烈。上述表明，这种测量能用于评估和随访介入治疗的效果，具有较好的临床应用价值。

（3）baPWV 分析：右侧 baPWV 为 1 889cm/s，较术前显著升高，并且高于正常范围，这是由于右锁骨下动脉仍闭塞，导致脉搏波传至右上肢与传至右下肢的时间差显著缩短，因此，其值不能用于评估大动脉硬度。

左侧 baPWV 为 1 043cm/s，仍低于正常范围，主要因为左锁骨下动脉已再通而左髂动脉仍闭塞，导致脉搏波传至左上肢与传导至左下肢的时间差增大，因此，其值也不能用于评估大动脉硬度。

Δ baPWV=846cm/s，提示四肢动脉存在显著不对称狭窄。

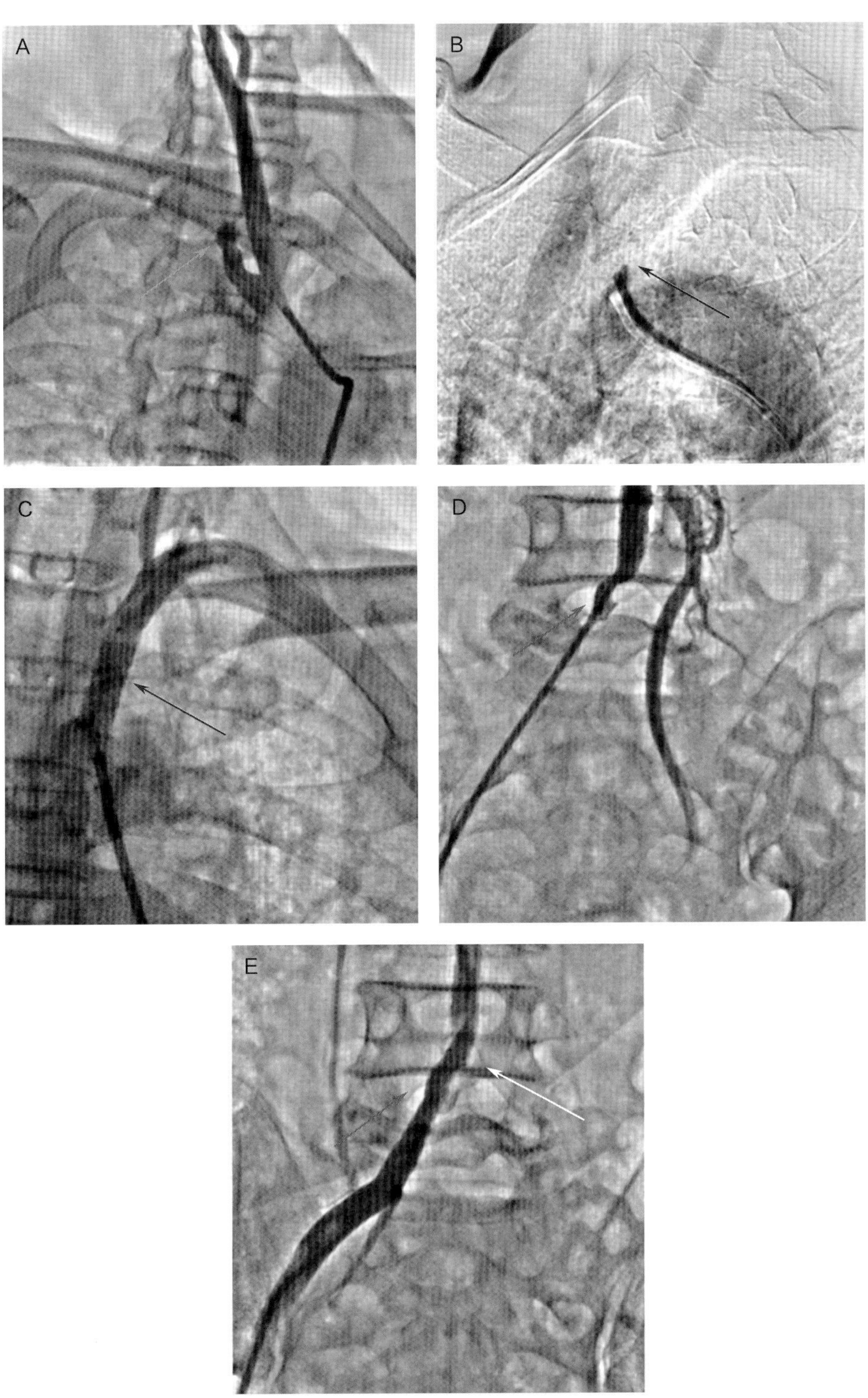

图 9-60　病例 18 外周动脉造影及介入治疗

A. 右锁骨下动脉中段闭塞（绿色箭头）；B. 左锁骨下动脉近段闭塞（红色箭头）；C. 左锁骨下动脉置入 7.0mm × 24mm 支架后完全通畅（红色箭头）；D. 右髂总动脉狭窄 90%（蓝色箭头）；E. 右髂动脉置入 10mm × 60mm 支架后完全通畅（蓝色箭头），左髂总动脉近段齐头闭塞（白色箭头）。

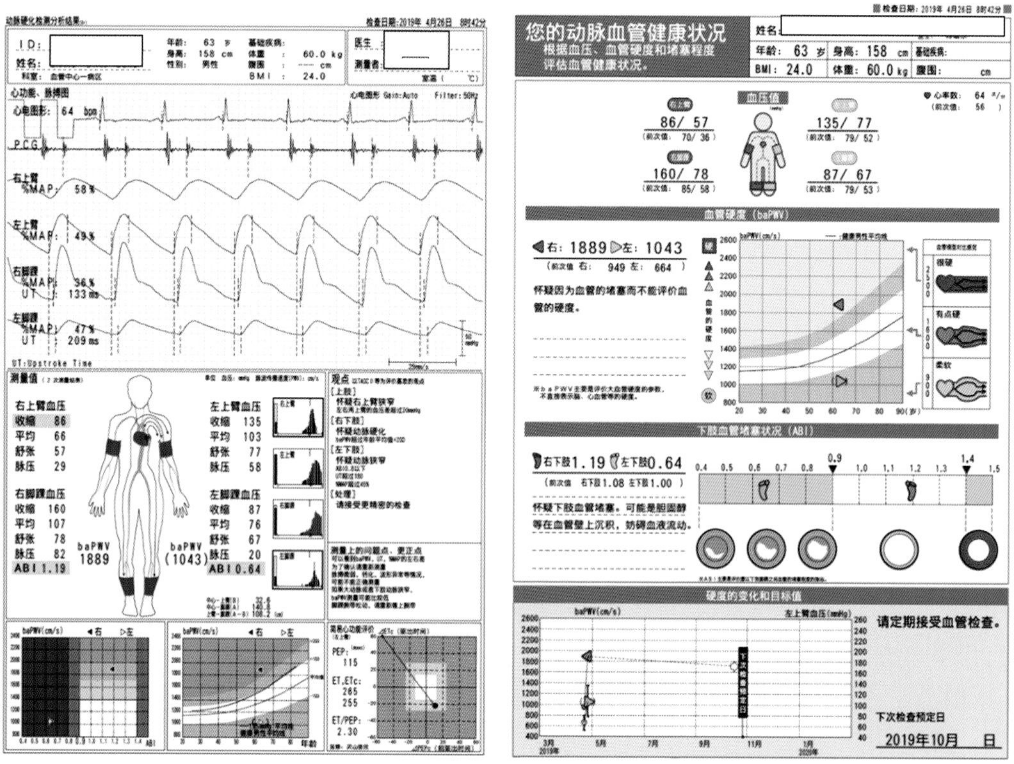

图 9-61　病例 18 介入术后同步四肢血压和脉搏波传导速度测量

(4)结论:① PVR 波形分析能用于评估和随访介入治疗的效果;②四肢血压和 ABI 分析同样能用于评估和随访介入治疗的效果;③四肢动脉存在明显狭窄时,患侧 baPWV 测值不能用于评估大动脉硬度,但两侧差值大往往提示存在四肢动脉显著不对称狭窄。

二、大动脉炎

【病例 19】女性,59 岁,大动脉炎病史 40 年,反复头晕 3 年。

1. 同步四肢血压和脉搏波传导速度测量(图 9-62)及报告分析

(1)四肢压力波形分析:心电图节律及心音图正常。四肢脉搏波形同步出现,记录到连续 7 个脉搏波,其中右上肢第 3 个和左下肢第 2 个 PVR 形态欠规整;四肢脉搏波形上升支延缓,波峰圆钝,四肢 UT 均明显延长,下肢 %MAP 右侧为 44%,左侧为 52%,显著增高,提示四肢动脉上游重度狭窄。

(2)四肢血压和 ABI 分析:上肢血压右侧为 107/53mmHg,左侧为 123/64mmHg,臂间收缩压差为 16mmHg,提示右锁骨下动脉存在狭窄,但压力振幅山形图示右上肢骤升点不明显，切点判断异常，可能右侧测值欠准确。

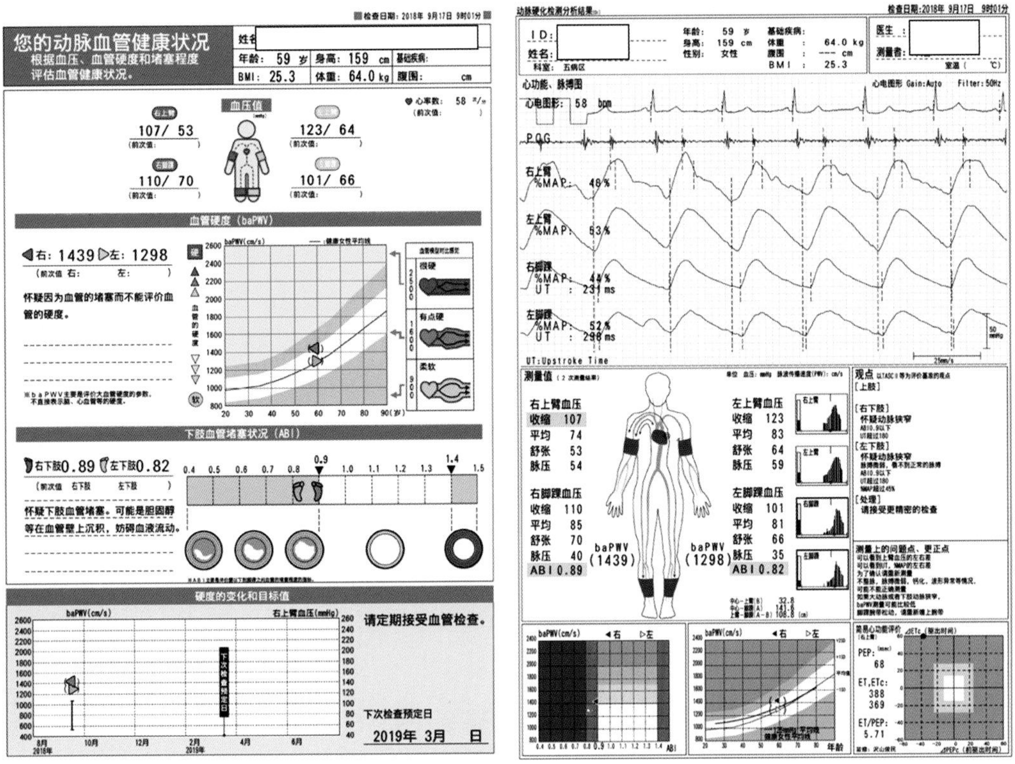

图 9-62　病例 19 同步四肢血压和脉搏波传导速度测量

下肢血压右侧为 110/70mmHg，左侧为 101/66mmHg，踝间收缩压差为 9mmHg；ABI 左侧为 0.89，右侧为 0.82，Δ ABI 为 0.07，提示胸腹主动脉狭窄或者双下肢动脉同时对称狭窄。

(3) baPWV 分析：baPWV 右侧为 1 439cm/s，左侧为 1 298cm/s，由于四肢动脉存在狭窄，baPWV 测量无法用于判断大动脉僵硬度；Δ baPWV 为 141cm/s（ <160cm/s），也提示胸腹主动脉狭窄或双下肢动脉同时对称狭窄。

(4) 结论：① PVR 波形和臂间收缩压差显著异常，提示双锁骨下均存在狭窄，但狭窄可能呈不对称性；② PVR 波形和 ABI 显著异常，提示胸腹主动脉或者双下肢动脉存在显著狭窄；③双锁骨下动脉狭窄时，ABI 仍然低于正常，更提示主动脉或者双下肢动脉存在严重狭窄；④四肢动脉或主动脉狭窄影响 baPWV 测值，无法反映大动脉僵硬度。

2. 主动脉 CTA（图 9-63）

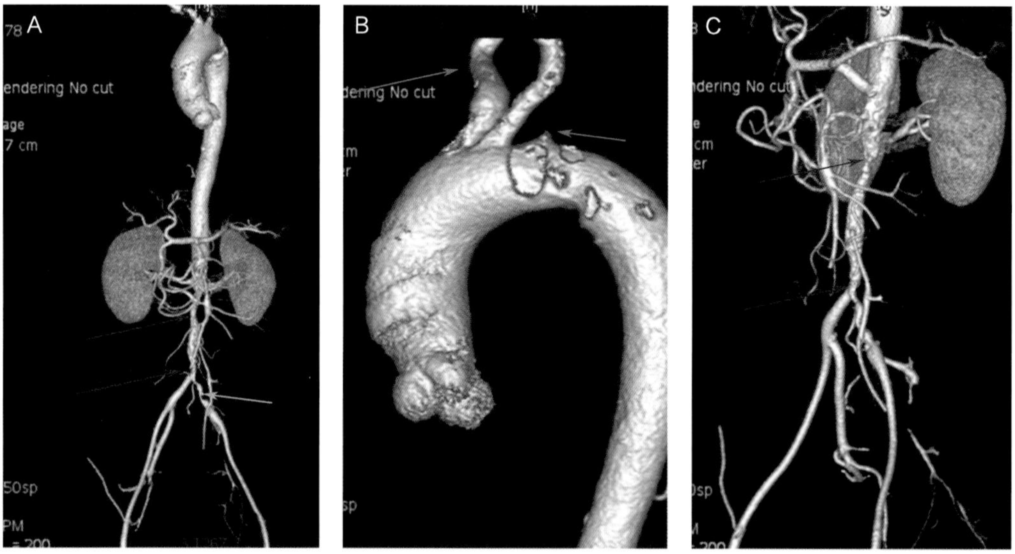

图 9-63　病例 19 主动脉 CTA

双锁骨下动脉闭塞（蓝色箭头），腹主动脉中远段重度狭窄（红色箭头），左髂总动脉重度狭窄（绿色箭头）。

3. 外周动脉造影及介入治疗（图 9-64）

4. 术后同步四肢血压和脉搏波传导速度测量（图 9-65）及报告分析

（1）四肢压力波形分析：心电图及心音图节律正常。四肢脉搏波形同步出现，记录到连续 9 个脉搏波，形态规整，质控良好。

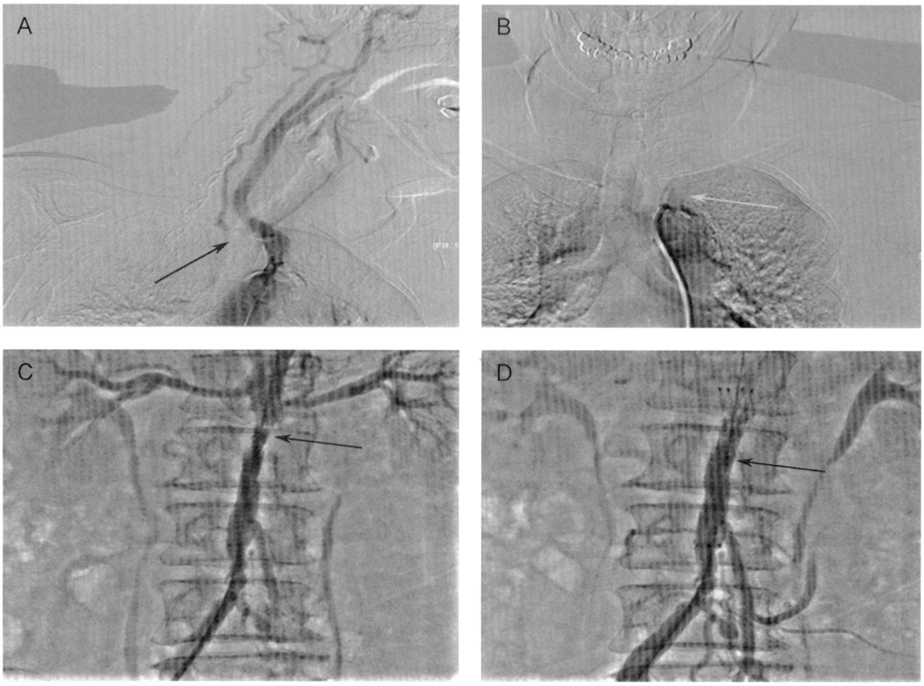

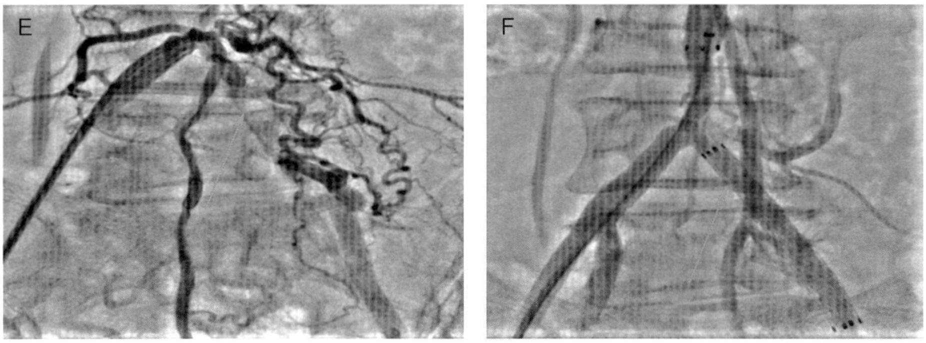

图 9-64　病例 19 外周动脉造影及介入治疗

A. 右锁骨下动脉近段闭塞(蓝色箭头);B. 左锁骨下动脉闭塞(黄色箭头);C. 腹主动脉中远段狭窄 90%(红色箭头);D. 于腹主动脉置入支架后通畅(红色箭头);E. 左髂总动脉近中段严重狭窄(绿色箭头);F. 左髂总动脉置入支架后通畅(绿色箭头),右髂总球囊扩张术后通畅。

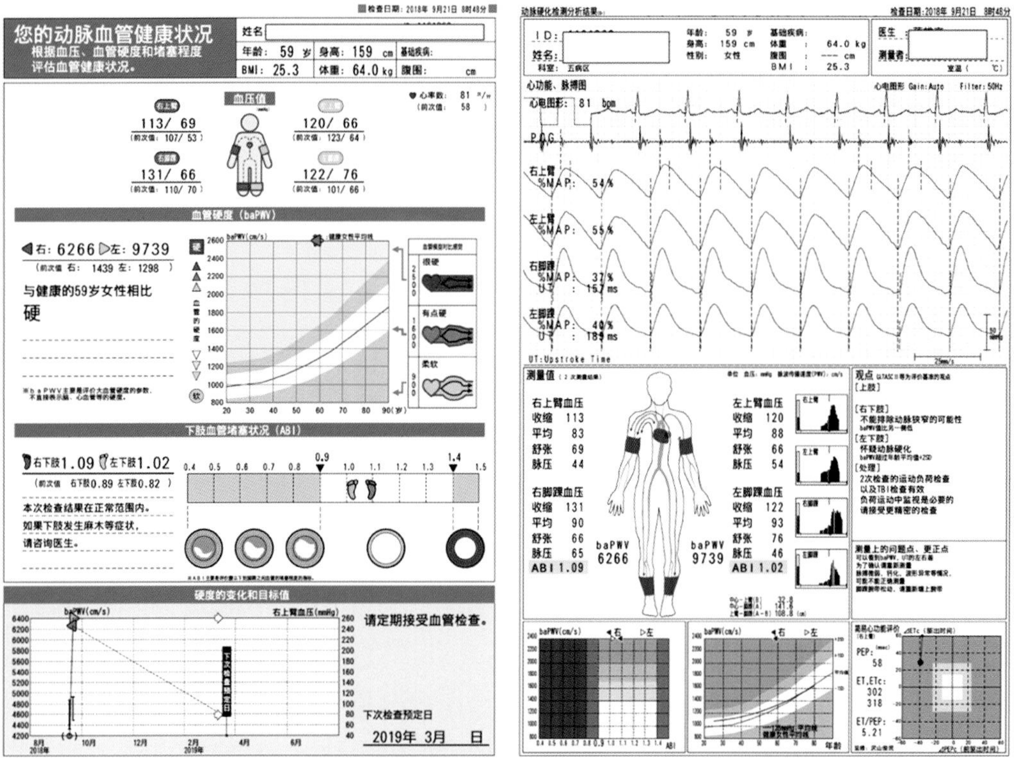

图 9-65　病例 19 术后同步四肢血压和脉搏波传导速度测量

双上肢动脉未行介入再通,脉搏波形同上次。下肢压力波形大致恢复正常,右侧 %MAP 为 37%,UT 为 157 毫秒,恢复至正常范围;左侧 %MAP 为 40%,恢复至正常范围,UT 为 189 毫秒,略高于正常范围。上述表明,腹主动脉支架、右髂动脉球囊扩张和左髂动脉支架后狭窄基本解除,下肢动脉血流恢复正常。

(2)四肢血压和 ABI 分析:双上肢动脉未行介入再通,血压右侧为 113/69mmHg,左侧为 120/66mmHg，臂间收缩压差为 7mmHg，较术前没有显著改变，但臂间收缩压差未达到 10mmHg。该次测量压力振幅山形图示双上肢骤升点明显，切点判断准确，因此测量比上次可靠，也符合双侧锁骨下动脉闭塞的压力对称下降。

双下肢血压右侧为 131/66mmHg，左侧为 122/76mmHg，踝间收缩压差为 9mmHg；ABI 左侧为 1.09，右侧为 1.02，ΔABI 为 0.07，术后双下肢血压较术前明显升高。由于该病例双锁骨下动脉仍闭塞，双侧 ABI 约等于 1 提示腹主动脉狭窄仍残留明显狭窄。

因此，四肢血压和 ABI 测量可以初步评估和随访介入的血流动力学疗效。

（3）baPWV 分析：baPWV 右侧为 6 266cm/s，左侧为 9 739cm/s，超出正常范围数倍，主要由于双锁骨下动脉闭塞导致双上肢脉搏波传导延迟，上、下肢的时间差极度缩小所致。这种情况下，baPWV 测值无法用于判断大动脉僵硬度。

（4）结论：①四肢 PVR 波形、血压和 ABI 测量可用于初步评估和随访介入的血流动力学疗效；②腹主动脉支及双髂动脉介入再通后，双下肢血压升高，ABI 升高，PVR 波形恢复大致正常，表明治疗有效；③四肢动脉或胸腹主动脉狭窄显著影响 baPWV 测值，无法用于主动脉僵硬度的评估。

（陈　阳　车武强　邹玉宝　蒋雄京）

第六节　老年单纯收缩期高血压与踝动脉难压缩

【病例 20】男性，78 岁，高血压 30 余年，劳力性胸痛 14 年。14 年前因急性心肌梗死，行冠脉介入治疗。长期吸烟，有高脂血症。

同步四肢血压和脉搏波传导速度测量（图 9-66）及报告分析

（1）四肢压力波形分析：四肢压力波形连续、规整，形态相似度高，无干扰波，波形质控好。

双上肢脉搏波波形正常对称，反射波叠加在 PVR 降支的初期，尚未影响 UT 的测量，UT 在正常范围，表明无上肢动脉明显狭窄。双下肢脉搏波呈陡峭的上升支和下降支，存在主动脉关闭切迹，且 UT、%MAP 均较小，提示双下肢动脉呈动脉硬化难压缩改变，僵硬度很高。

（2）四肢血压分析：上肢血压左侧为 150/75mmHg，右侧为 151/81mmHg，臂间收缩压差为 1mmHg，表明系单纯收缩期高血压，无单侧上肢动脉明显狭窄。

踝部血压左侧为 222/73mmHg，右侧为 214/87mmHg，踝间收缩压差为 8mmHg；ABI 右侧为 1.42，左侧为 1.47，均>1.4。

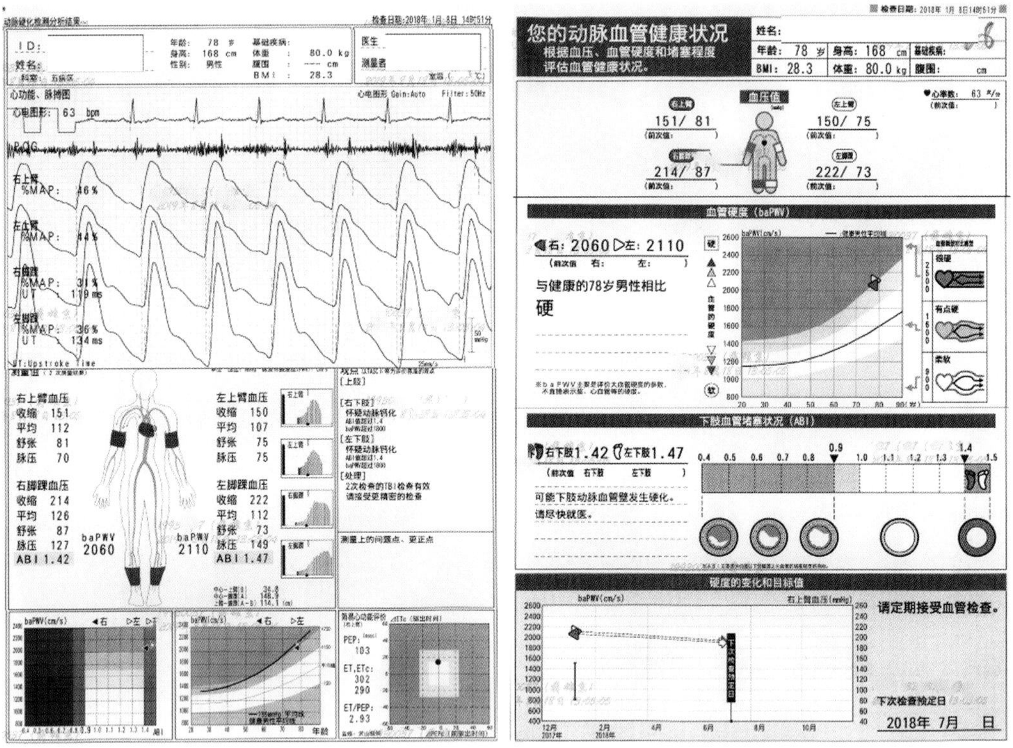

图 9-66　病例 20 同步四肢血压和脉搏波传导速度测量

此例无双上肢动脉狭窄，且听诊未发现主动脉瓣中大量反流，因此提示双下肢动脉难压缩，收缩压异常升高，脉压增大。

(3) baPWV 分析：baPWV 左侧为 2 110cm/s，右侧为 2 060cm/s，Δ baPWV 为 50cm/s。双侧 baPWV 测值对称性增大，高过同龄人群，提示动脉僵硬度很高。

(4) 结论：①四肢 PVR 波形显示无上游动脉狭窄，下肢波形高尖，呈动脉硬化难压缩改变；②四肢血压测量显示系单纯收缩期高血压，双下肢动脉收缩压和脉压异常增大，双侧 ABI 对称异常增大，均>1.40，提示下肢动脉难压缩；③双侧 baPWV 测值对称性增大，高过同龄人群，表明动脉僵硬度很高，可辅助证明下肢动脉难压缩。

（邓　宇　刘新文　蒋雄京）

第七节　青少年假性高血压

【病例 21】男性，15 岁，体检发现血压升高 1 年，最高血压<165/95mmHg，间断家庭自测血压多在 120~140mmHg/80~90mmHg 水平，无症状，未服用药物。经检测，无继发性高血压的证据。

1. 同步四肢血压和脉搏波传导速度测量(图 9-67)及报告分析

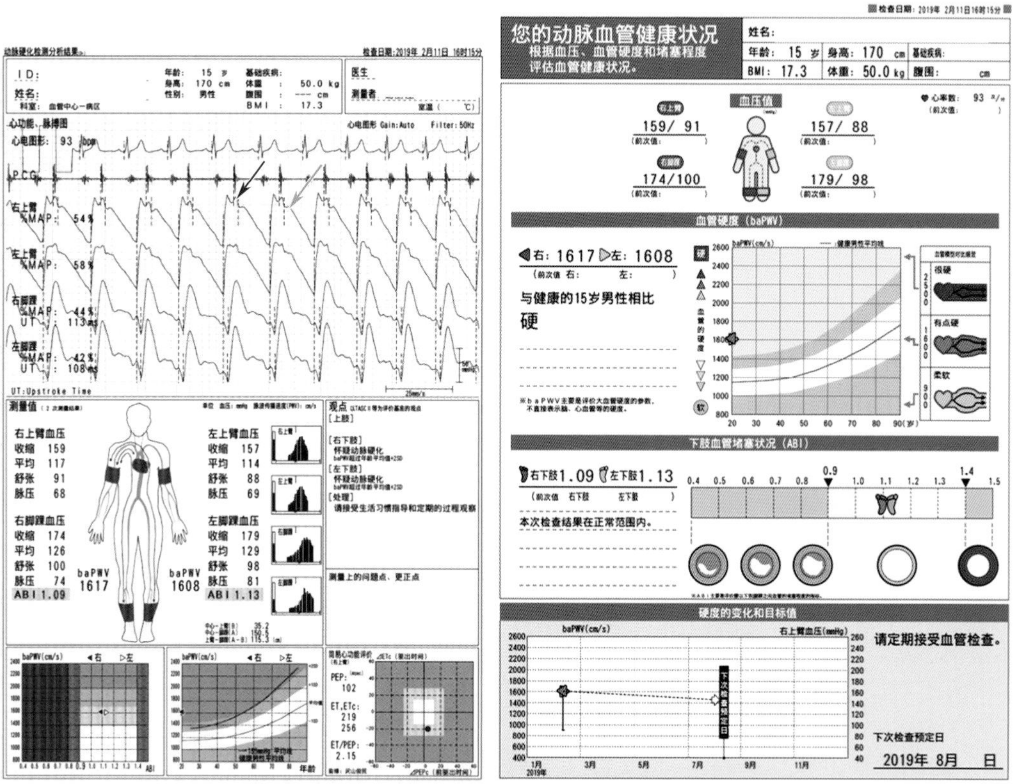

图 9-67　病例 21 同步四肢血压和脉搏波传导速度测量

(1)四肢压力波形分析:心电图和心音图节律正常。四肢脉搏波形同步出现,连续 10 个脉搏波形态规整,表明波形质控好。心率达 93 次 /min,提示可能心理紧张。

双上肢 PVR 的下降支早期可见明显的反射波叠加(红色箭头),随后紧跟主动脉瓣关闭切迹(绿色箭头),提示反射波在左室收缩晚期到达主动脉根部。对于 15 岁少年,没有大动脉硬化的证据,发生反射波提前到达现象,其可能的原因是诊室环境下心理紧张、交感兴奋,导致心率加快、阻力血管收缩,血压升高,反射波加快。

双上肢 UT 在正常范围;双下肢 %MAP 和 UT 均在正常范围,表明四肢上游血管无明显狭窄。

(2)四肢血压和 ABI 分析:上肢血压右侧为 159/91mmHg,左侧为 157/88mmHg,臂间收缩压差为 2mmHg,提示无上肢动脉狭窄。

下肢动脉血压右侧为 174/100mmHg,左侧为 179/98mmHg,踝间收缩压差为 5mmHg;ABI 右侧为 1.09,左侧为 1.13,Δ ABI 为 0.04,表明双下肢无狭窄。

(3)baPWV 分析:baPWV 右侧为 1 617cm/s,左侧为 1 608cm/s,Δ baPWV 为 9cm/s,表明对称性升高,均显著高于同龄人,提示主动脉僵硬度增加。然而该受检者仅 15 岁,无动脉硬化危险因素，可能与应激性高血压有关，而非大动脉器质性僵硬。上述提示，白大衣高血压对左室 - 主动脉耦联有不良影响。

2. 无创中心动脉压测量（图 9-68） SphygmoCor 测得中心主动脉的血压为 132/94mmHg，脉压为 38mmHg；然而，此时肱动脉的血压为 162/92mmHg，脉压为 70mmHg；脉压放大率为 1.84，提示大动脉顺应性好，肱动脉高血压系脉压放大所致。这种情况如舒张压正常，也称假性高血压。

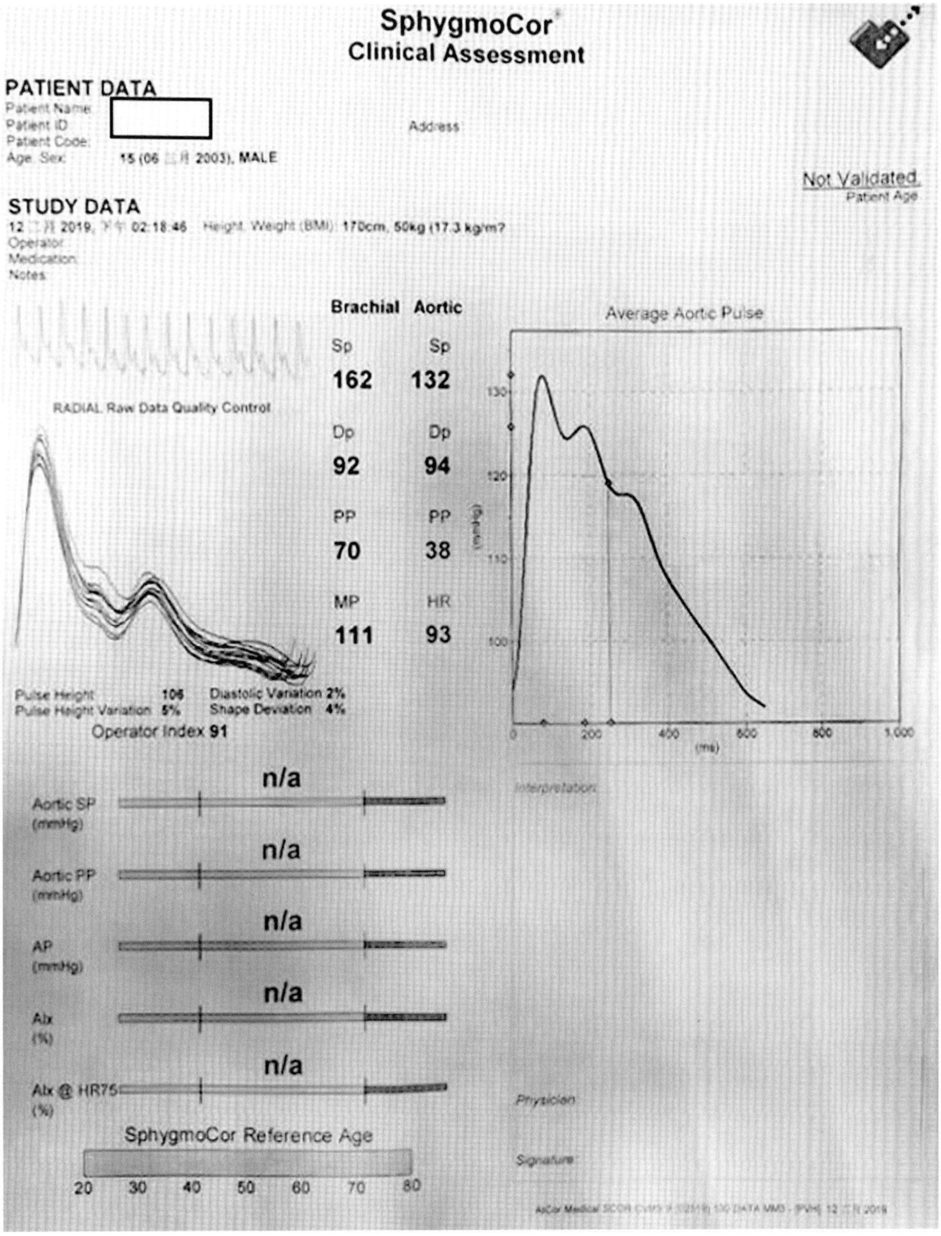

图 9-68　病例 21 无创中心动脉压测量

3. 结论

(1)青少年诊室高血压,上肢 PVR 显示反射波在左室收缩晚期到达主动脉根部,对左室 - 主动脉耦联有不良影响。

(2)四肢血压及 PVR 波形表明四肢动脉及胸腹主动脉无狭窄。

(3)两侧 baPWV 对称增大,提示诊室高血压可表现为大动脉硬度增加。

(4)无创中心动脉压测量提示大动脉顺应性好,肱动脉高血压系脉压放大所致。这种情况如舒张压正常,也称假性高血压。

(陈 阳　邹玉宝　蒋雄京)

附　录

常用名称中英文对照

A

ambulatory arterial stiffness index, AASI	动态的动脉硬化指数
American College of Cardiology, ACC	美国心脏病学会
American Heart Association, AHA	美国心脏协会
ankle-brachial index, ABI	踝臂指数
Atherosclerosis Risk in Communities, ARIC	社区动脉粥样硬化风险研究
augmentation index, AIx	增强指数

B

body mass index, BMI	体重指数
brachial-ankle index, BAI	臂踝指数
brachial-ankle pulse wave velocity, baPWV	臂踝脉搏波传导速度

C

cardio ankle vascular index, CAVI	心 - 踝血管指数
carotid-femoral pulse wave velocity, cfPWV	颈 - 股动脉脉搏波传导速度
chronic kidney disease, CKD	慢性肾脏病
conduit artery function evaluation, CAFE	导管动脉功能评价

E

electrocardiogram, ECG	心电图
estimated glomerular filtration rate, eGFR	估测肾小球滤过率
European society of cardiology, ESC	欧洲心脏病学会

F

flow mediated vasodilation, FMD	血流介导的血管扩张反应

H

heart failure with mid-range ejection fraction, HFmrEF	射血分数中间值的心力衰竭
heart failure with preserved ejection fraction, HFpEF	射血分数保留的心力衰竭
heart failure with reduced ejection fraction, HFrEF	射血分数降低的心力衰竭

I

inter-arm systolic blood pressure difference, IASBPD	双臂间收缩压差异
inter-leg systolic blood pressure difference, ILSBPD	双踝间收缩压差异
isolated systolic hypertension, ISH	单纯收缩期高血压

L

left ventricular mass index, LVMI	左心室质量指数
lower extremity artery disease, LEAD	下肢动脉病

M

magnetic resonance imaging, MRI	磁共振成像
Multi-Ethnic Study of Atherosclerosis, MESA	多种族动脉粥样硬化研究

P

percentage of mean artery pressure, %MAP	平均动脉压百分比
phonocardiogram, PCG	心音图
pulse pressure, PP	脉压
pulse volume recording, PVR	脉搏容积图
pulse wave velocity, PWV	脉搏波传导速度

U

upstroke time, UT	脉搏波上升支时间
upstroke time per cardiac cycle, UTCC	每搏脉搏波上行时间占比